30 m Haar / Tag

Annegret Wehr / Gisa Ripke

---

# 30 m Haar / Tag

---

Die Kraft steckt in der Zwiebel.
„Haariges Wissen" um
die Schönheit aus der Tiefe.

**Bibliografische Information der Deutschen Nationalbibliothek**
Die Deutsche Nationalbibliothek verzeichnet diese Publikation
in der Deutschen Nationalbibliografie; detaillierte bibliografische
Daten sind im Internet über http://dnb.d-nb.de abrufbar.


© 2011 Annegret Wehr / Gisa Ripke
Umschlagdesign, Satz, Herstellung und Verlag:
Books on Demand GmbH, Norderstedt
ISBN 978-3- 8423-9565-7

# Inhalt

# VITA 3

## Ein paar persönliche Worte
## von Annegret Wehr

Vor 26 Jahren begann ich, mich intensiv mit den Themen Haarausfall und Kopfhaut zu beschäftigen. Ich lernte damals Klaus Müller kennen. Er ist ein absoluter Fachmann auf dem Gebiet Haarausfall und Zusammenhänge im Körper. In weit mehr als 100 Seminaren, die ich bei Klaus Müller besuchte, habe ich mein Wissen erworben und ständig vertieft. In meinem eigenen Friseursalon habe ich das Erlernte in die Praxis umgesetzt und Behandlungen gegen Haarausfall durchgeführt.

Einige Friseure, die ich sehr schätze, haben die gleiche Ausbildung genossen und sind in ganz Deutschland zu finden. Ich freue mich auf noch viele dieser Seminare und den regen Austausch mit meinen Kollegen.

Ich schreibe dieses Buch zusammen mit Gisa Ripke, einer Freundin, die ich als Menschen sehr schätze. Und da ich von ihrem Schreibstil begeistert bin, bat ich sie um Unterstützung. Sie hat eine wunderbare Art, meine sachlichen Texte so zu verfassen, dass sie in Erinnerung bleiben, Bilder im Kopf entstehen lassen und sie mit einer gehörigen Portion Humor zu würzen.

Unsere Zusammenarbeit war intensiv und von Spaß geprägt. Schnell merkte ich, dass Gisa die Hintergründe voll und ganz erfasst hat und dass sie mein Wissen gut übernehmen konnte. Ihr war es wichtig, ein Fachbuch zu schreiben, das keine Langeweile aufkommen lässt und bei dem dennoch der fachliche Aspekt gewahrt bleibt. Nach mehreren Test-Kapiteln kam sie dann auf die Idee, es aus der Sicht einer Kopfhaut erzählen zu lassen.

Sie hat bisher schon mehrere Zeitungsartikel veröffentlicht, die mich begeistert haben. Ich hoffe, Sie teilen die Begeisterung an diesem Buch mit mir.

Alle Bilder stammen von Gisa Ripke und ihrem 12-jährigen Sohn Tim.

# Grußwort von Klaus Müller

Hallo liebe Leser

Sie haben ein Buch in der Hand, in dem in witziger Form über ein ernstes Thema geschrieben wird. Die Kopfhaut, ein ganz wichtiger Teil des Organs Haut, wird immer vernachlässigt, sie ist aber das wichtigste Ausscheidungsteil der gesamten Haut. Die Kopfhaut, der Boden der Haare, scheidet 80% der Körperwärme aus; in der Kopfhaut liegen die Nährstoffe die das Haar benötigt um zu wachsen. Essen sie nur Hamburger wachsen auch nur Hamburger als Haare aus der Kopfhaut.

Haare sind Bestandteile des Lebens und damit auch der allgemeinen Ernährung. Jede Diät, jedes Medikament, jede Lebensveränderung −alles− ist im Haar feststellbar. Denken Sie z.B. an die Drogentests.

Haare sind aber nicht nur Schmuck, sondern auch Schutz, sie haben auch eine Filterfunktion. Jeder Tierarzt betrachtet zu erst das Fell bei seinem Tierpatienten.

Liebe Leser

Ich wünsche Ihnen viel Spaß beim Lesen dieses Buches, aber denken Sie daran verantwortlich für Ihre Haare und damit auch für Ihre Gesundheit sind Sie selbst.

Klaus Müller

## Uns sehr wichtig

Widmen möchten wir dieses Buch unseren Kindern und Männern!

Danke, Manfred und Dietmar, für die Ruhe in den Chaos-Tagen.

Danke auch an Jane-Laura, Marketa, Max und Tim – ihr seid unsere Vitamine und Spiegel.

Annegret und Gisa

Sämtliche Probleme, die Sie mit Ihren Haaren haben, sollen zufrieden stellend bewältigt werden. Das Buch, das Sie gerade in Ihren Händen halten, ist ein erfrischendes Fachbuch über Problembeseitigungen im Kopfschmuck-Bereich mit Haut und Haar.

Viele HAARKRANKHEITEN werden so erklärt, dass es verständlich für alle ist!

Es ist doch schrecklich, wenn man erst ein intensives Studium absolvieren muss, um SCHÖNES, GESUNDES und GLÄNZENDES HAAR zu bekommen und es auch zu behalten. Bloß nicht auch noch ein Jojoeffekt: Ich hatte nur Schuppen und jetzt?

Schönes Haar? Das ist der Wunsch: Ich will ohne Augenwischerei und Experimentieren zum Ziel kommen. Sie doch auch? Das allgemeine Wunschdenken ist: Eine einmalige Kurzbehandlung, ohne Anstrengung, möglichst auch noch preisgünstig. Ohne langes Abwägen oder den Zwang, tief in unangenehmes Psycho-Terrain abtauchen zu müssen.

„Zing" – ein Zauberstabschwingen und weg isses, egal, was und wo, nur das WIE ist wichtig: SCHMERZFREI bitte!

Geduld wird allerdings nötig sein, was nicht schöngeredet werden kann. Manchmal, wenn man genauer hinsieht, ist des Rätsels Lösung nah, denn ein Blick unter die Haare ist so verräterisch.

Wenn also eine Kopfhaut aus ihrem Leben erzählen könnte und die Leute sich an ihre Hinweise halten würden, dann gäbe es nur noch schönes Haar und weniger Probleme.

Eine gute Vorstellung wäre doch, dass dieses Buch der Auslöser dafür ist. Die Ratschläge und Tipps sind durchaus umsetzbar. Schöne Vision und wirklich kein Traum. „Haarproblemwegmachozin" aus der Apotheke ist überflüssig.

Eine Kopfhaut führt Sie durch die Fachwelt, es sind keine Umwege nötig, es geht keine Information verloren oder wird womöglich falsch weitergegeben.

Ach, noch etwas: Wundern Sie sich nicht, diese besondere Kopfhaut ist hochintelligent, ist mit mehr Sinnen ausgerüstet, die Nase oder andere Organe sind mit eingebaut. Sie berichtet mit viel Gefühl und sieht auch alles, was auf und in ihr so los ist. Das imaginäre Auge besitzt sie folglich auch.

Haare sind ganz wichtig für uns alle. Was bedeuten Ihnen Ihre Haare?

Interessant und verständlich wollen die beiden Autorinnen Ihnen bei der Bewältigung Ihrer Haarprobleme hilfreich zur Seite stehen. Bleiben im Nachhinein noch Fragen offen oder ist etwas total unklar – so eine Kopfhaut drückt sich vielleicht manchmal merkwürdig aus –, dann ist es möglich, mit den Autorinnen und dem Experten in Kontakt zu treten. Klärung erfahren Sie bei: zwirbelbaertchen@gmx.de. Mailen Sie Ihre Fragen und eine Rückantwort wird zügig und kompetent bearbeitet. Lob lesen die 3 übrigens auch gerne. Betreff: Lobhudelei.

Zwirbelbärtchen ist im Übrigen ein Haarproblemspezialist, der von unserer Kopfhaut in jugendlicher Respektlosigkeit so genannt wurde, weil er eben einen solchen hat, silbergrau und sehr gepflegt. Die Bekanntschaft machte sie schon früh, als ihre Mutter sie zu ihm schleppte, um den Haarausfall ihrer pubertierenden Tochter fachmännisch stoppen zu lassen.

Er wird im Buch mehrfach erwähnt und auch richtig vorgestellt. Vielleicht hat der eine oder andere schon mal seine Bekanntschaft gemacht. Wer weiß?

Los geht's, viel Spaß beim Lesen!

# VITA 1

# Die ersten Jahre

## Die ersten Jahre im Leben einer weiblichen Kopfhaut

Das Licht dieser Welt erblickte ich mit vielen, recht langen Haaren. „Oh, ein Beatle", sagte eine Schwester auf der Geburtsstation und alle, die mich sahen, mussten mir über die Haare streichen. Eine komische Angewohnheit der Erwachsenen.

Meine Oma war ganz verzückt und schenkte ihrer Tochter eine Haarbürste nur für mich. Weil ich besonders schönes Haar behalten sollte, war diese Bürste etwas ganz Besonderes. Mein Name war eingraviert, nicht dass jemand auf die Idee kam, sich damit mal die Haare bürsten zu wollen. Ja, meine Oma wusste Bescheid, es sollte schließlich kein Bakterienaustausch stattfinden. Die Bürste fand ich nur toll, wenn ich damit spielen durfte, eine Seite war ganz weich und die „Borsten" aus Naturhaar. Wenn meine Mutter meine Haare damit bearbeitete, musste ich immer ein bisschen mucken. Erst später sollte ich erfahren, wie wichtig das Bürsten für mein Wohlbefinden ist. Mehr dazu im Kapitel über das Bürsten.

Als ich etwa 8 oder 12 Wochen alt war, erschrak meine Mutter und holte meine Oma, um meinen juckenden bräunlichgelben Belag zu begutachten. „Ach Kind, das ist nicht schlimm, das ist Milchschorf, der darf nicht runtergekratzt werden, der geht von alleine wieder weg, ist ja auch von alleine gekommen." Manchmal fand ich diese klugen Ratschläge auch blöd. Wusste sie denn, dass das ganz schön juckt und auch müffelt? Daher wohl auch der Name Milchschorf (lat. crusta lacta): Stinkt wie sauer gewordene Milch und sieht aus, als habe Milch im Topf leicht angesetzt.

Meine Mutter aber bearbeitete meinen Kopf oft leicht mit Öl und löste den Belag vorsichtig ab. Beim Baden hat sie dann immer erst mit Wasser gespült und dann die Ölung vorgenommen, ich roch dann auch am Kopf ähnlich wie am Po. Empfehlenswert ist eher eine Variante mit einem entsprechenden Produkt. Es sollte dünn aufgetragen werden und über Nacht einwirken. Hier ist Adstringenz die 1. Wahl. Diese Prozedur sollte wenigstens 4 Wochen andauern, gerne auch länger. Ganz wichtig ist das dünne Auftragen. Zu dick auftragen hieße hier, dass der Lösungsprozess zu schnell ablaufen würde, die schnelle Neuproduktion würde angeregt. Ein Abkratzen des Schorfes führt zu Entzündungen und ebenfalls erhöhter Neubildung.

Heute weiß man, dass der Milchschorf Auslöser für Allergien und Ekzeme ist und nicht ernährungsabhängig ist. Eine Verbindung zu einem übermäßigen Konsum von Milchprodukten ist nicht gegeben. Ferner ist anzumerken, dass die Gefahr, im späteren Leben an Herz-Kreislauf-Problemen zu erkranken, prozentual höher ist, was Studien ergaben.

Die Natur hat sich bei der Kopfhautverschorfung schon etwas gedacht: Unruhige Kinder werden ruhiger, da nicht so viel Licht eindringen kann.

Erst mit einem dreiviertel Jahr bekam ich die Haare gewaschen, mein wichtiger Säureschutzmantel wurde mir entzogen. Mit ordentlich viel Shampoo wurde der Kopf in weißen Schaum gehüllt und zack! war er weg, der Mantel. Unsanft für die Augen noch dazu, es brannte. Mit lautem Geschrei und Geknötter wollte ich Einhalt gebieten, was aber einfach überhört wurde. Meine Warnung, dass ich meiner Mutter auch mal was Brennendes in die Augen spritzen wollte, verstand sie nicht. Sie lächelte und sagte: „Oma hat ihre Haare noch mit Kernseife waschen müssen und dann auch noch mit Essig gespült." Ja, so war das. Dabei wusste es meine Oma eben doch noch besser, die Essigspülung stellte den Säureschutzmantel wieder her. Gut, heute ist das natürlich nicht mehr zu empfehlen, aber da geht die Entwicklung eben auch weiter. Die Experten raten zur Adstringenz, dazu nähere Erläuterungen im Kapitel: Haare waschen.

Als ich mit meinen geröteten Augen wieder etwas sehen konnte, rubbelte ein Handtuch meine Haare etwas trocken. Danach riss eine Bürste an mir und tat mir in keinster Weise gut. Meine Haare fanden diese Dehnung auch nicht so toll. Dabei hätte meine Mutter mich gar nicht quälen müssen.

Die Oma-Sprüchesammlung ging weiter: „Wer schön sein will, muss fühlen."
Ich stellte fest, dass ich schönes, glänzendes Haar hatte. Wieder machte ich die Erfahrung der ersten Lebensstunden: Die Menschen strichen über meine Haare und waren ganz bezuckert, lobten meine Haarpracht und schenkten mir Bewunderung und Zuneigung. Damit ich auch richtig niedlich aussah, wurden meine Haare gezopft, gedreht und mit Spangen befestigt. Ich sollte doch auch Frisuren haben, wie die Märchenprinzessinnen aus den Geschichten, die mir allabendlich vorgelesen wurden. Schönes, langes Haar zu besitzen, war ein Wunschtraum meiner Mutter, den ich jetzt erfüllen sollte.

Meiner Mutter war die Bewunderung wichtig und sie überbot sich täglich mit neuen Zopfkreationen, die spack an meiner Oberfläche zerrten. Sie wusste nicht, dass es von enormer Wichtigkeit ist, mir Beweglichkeit zu verschaffen, um auf meine Haarwurzel und auf meine Haaraufrichtemuskeln zu achten. Beide Faktoren unterstützen den Erhalt der langen und gesunden Haare. Der Muskel ist gänzlich unbekannt, von seiner Existenz wissen die Wenigsten, ich kann meiner Mutter also nicht wirklich böse sein und erklärte ihr in einem ruhigen Moment alles über den Haaraufrichtemuskel (nachzulesen im Kapitel über das Urzeitrelikt). In der Tierwelt ist schönes, glänzendes Fell ein bedeutendes Zeichen für Stärke und Macht, der intakte Haaraufrichtemuskel ist dafür in erster Linie verantwortlich, der Leitwolf/Hund wäre da nennenswert. Was für ein Drama: Meistens sind artübergreifend die männlichen Tiere imposanter. Entweder sind sie größer oder sie haben den eindeutig hübscheren Körperbewuchs. Spontan fällt mir da der Erpel mit dem bunten Federschmuck ein.

Zoobesuche mit meiner Familie waren sehr lehrreich. Schnell sah ich, wer der Chef in einem Gehege war, die Körpersprache wurde von der Pracht des Fells oder der Federn unterstützt. Ich liebte aber ganz besonders den Affenfelsen, wo ich beobachten konnte, wie sich die Tiere gegenseitig ganz sozial das Fell pflegten.

Galant finde ich jetzt meinen Übergang, vom Affenfelsen geht es gleich weiter:

Ich kam in den Kindergarten, meine Mutter brachte mich jeden Morgen hin. Einmal verwechselte sie eine ähnliche Mütze mit meiner und schon hatte ich den größten Schlamassel seit Milchschorfgedenken. Es juckte auf mir, aber es war keine Schicht, sondern es bewegte sich: Es waren Tierchen zu Besuch, die ohne Einladung gekommen waren und sich selbst beim Essen bedienten. Als meine Mutter sie sah, schrie sie fast hysterisch: „LÄUSE!" Eigentlich wollte ich Sie nicht jetzt schon unnötig ärgern und Ihnen den Kratzreflex zumuten, denn dieses Phänomen ist immer dann gegeben, wenn LÄUSE auch nur im Nebensatz erwähnt werden. Entschuldigung, aber juckt es schon?

Was soll ich sagen, sie holte wieder ihre Mutter, also meine Oma, die kurz alte Kriegsgeschichten aus ihrem Nähkästchen holte. Nissen seien ganz besonders schlimm, also die Eier der Läuse, die kleben direkt über mir, am Haarschaft und alles kribbelt und krabbelt.

Zu Kriegszeiten wurden die Haare kurz geschnitten und so sah man eigentlich schon aus der Ferne, dass da ein Lausbefall wütete. Meine Mutter kaufte ein extrem aggressives Shampoo, was gemein roch und den Läusen den Tod bringen sollte. Ja, das war auch erfolgreich, die Leichen wurden abgespült, bei mir nahm es allerdings üblen Einfluss auf mein Nervensystem, dabei gibt es heute durchaus andere Möglichkeiten, den Tieren den Garaus zu machen. Witzig war diese Erfahrung keineswegs. Genau steht alles Verlauste in dem entsprechenden Kapitel.

## Das richtige Bürsten

**Das richtige Bürsten** ist wichtig und unerlässlich

Meine Hauptpflege überhaupt: Kopfhaut bürsten regt den Stoffwechsel an. Es fördert die Durchblutung der Haarwurzel und wirkt gleichsam Kreislauf anregend.

Schmerzhafte Erfahrungen blieben mir nicht erspart, weil die **morgendliche** Prozedur mit dem falschen Werkzeug vollzogen wurde.

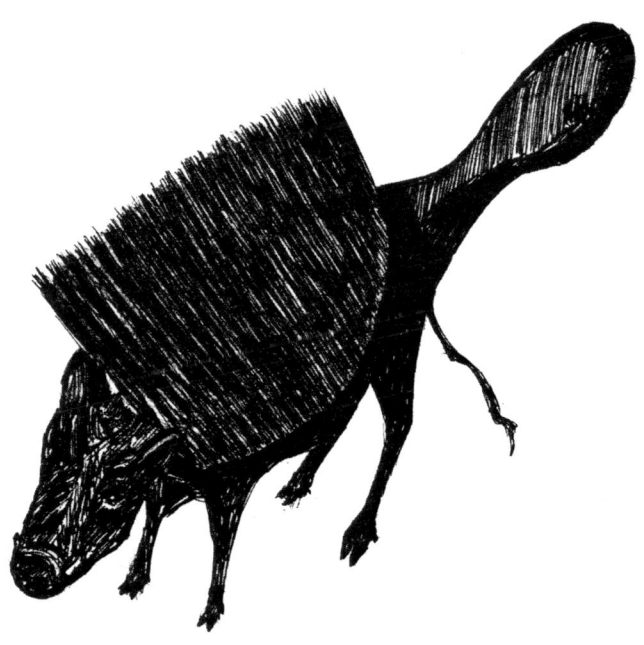

**Wenn das mal das richtige Arbeitsutensil ist? Gezupft???**

Merkwürdigerweise war das Zähneputzen in Fleisch und Blut übergegangen und benötigte nur wenig Anleitung. Jedes Familienmitglied hatte seine eigene Zahnbürste. Bei Haarbürsten sollte das ganz besonders der Fall sein, denn die Bakterienübertragung ist hier ebenso gegeben. Das vermutet man aber nicht so. Doch wenn diese Bürsten aber immer von allen benutzt werden dürfen, ist eine Umsiedlung von Milben (nicht vergleichbar mit Läusen!) in Gang, so eine Völkerwanderung ist nicht wirklich wünschenswert.

Ja, ich muss zugeben, auf mir leben ca. 60 bis 80000 dieser Gattung pro Quadratmeter, das sind aber **meine eigenen**. Es muss nicht noch zu einer Zuwanderung kommen. In diesem Sinne mag ich kein Mischvolk. Je nachdem, wie ich so drauf bin, sind meine Milben auch gestimmt: zahm oder aggressiv (auf „Aggro gebürstet"). Das kann ja heiter werden, oder?! Fangen Sie jetzt bloß nicht an, sich den Kopf darüber zu zerbrechen, was da so auf Ihrem Kopf lebt. Die Chemiekeule kann und muss ausbleiben, die Milben gehören zur Flora, lassen Sie sie mir und Ihnen. Aber eben **jedem seine eigenen.**

Ich wurde schon mal mit einem gemeinen Drahtding, vergleichbar mit Stecknadeln auf rotem Gummikissen (Marke: Fakir!), traktiert. Die Entzündungsschäden quittierte ich oft bockig: mit Schuppen! Wie du mir, so ich dir!

Ein anderes Mal kam eine Plastikbürste zum Einsatz, was auch nicht besser war, das Haar auf mir lud sich elektrisch auf. Das Spiegelbild war das einzig Belustigende in diesem Fall. Synthetische Materialien sind also ebenfalls nicht akzeptabel. Eine elektrische Aufladung kann vermieden werden, wenn eine kirschkerngroße Menge Adstringenz, in den Handflächen verteilt, über das trockene Haar gestrichen wird.

Eine **Naturhaarbürste** ist **das** Arbeitsutensil für meine Morgenpflege:

Die entsprechende Holzbürste ist versehen mit **gezupfter Wildschweinborste**. Warum? Diese Borste kommt in ihrer Struktur dem menschlichen Haar am nächsten. Gezupft deshalb, weil geschnitten der harte „Nadeleffekt" wieder gegeben ist. Es ist somit ein mittlerer Härtegrad empfehlenswert, weich für das Baby, erinnern Sie sich noch an die erwähnte Silberbürste? War das schön, ich war so zufrieden und ohne Druck. Streicheln erzeugt Wohlbefinden, immer und in jedem Alter.

Nach einer Bürstaktion sind die Haare weicher, geschmeidiger und glänzen. Auch gut gebürstetes Hunde- oder Katzenfell glänzt und sorgt für einen imposanten, gepflegten Auftritt. Bürsten und Striegeln sind da eins: Sie bedeuten Grundpflege bei Mensch und Tier.

Auch lässt sich der Waschzyklus um ca. 3 Tage verlängern, wenn das **Bürstritual** über einen längeren Zeitraum und vor allem richtig abgehalten wurde: 100 Tage sind Pflicht, danach ist es für den Menschen Gewohnheit und er macht weiter. Das ist bei einer Ernährungsumstellung ähnlich. Das unter mir, **das Hirn,** muss nur etwas trainiert werden. Super ist es, 10 Monate durchzuhalten, das verändert viel an mir. Die Mühe lohnt sich und ich fühle mich wohl! Das Zähneputzen ist auch verinnerlicht und wird sorgsam am Morgen und Abend durchgeführt.

**Wissenswertes** über die 100 Tage, um Neues zur Gewohnheit werden zu lassen: Vom 1. bis 29. Tag ist es zuallererst eine Zellinformation (der kleine Schimmer). Vom 30. bis 60. Tag erfolgt eine so genannte Umpolung (es tut sich was in den Hirnwindungen). Vom 61. bis zum 90. Tag kommt das ganze Hirn in Wallung, es wird alles überdacht und auch in Frage gestellt

(Kopf-Thema). In den letzten 10 Tagen kommt alles in Einklang (alles wird gut).

**100** ist also eine **magische Zahl** und wird in diesem Buch öfter erwähnt werden. Es geht auch gleich los, hier kommt eine **kurze Anleitung zum Bürsten:**

Am besten geht es stehend, den Kopf nach vorne gebeugt, das Kinn auf die Brust gelegt. Begonnen wird im Nacken. Die Bürste mit den Wildschweinborsten von hinten über die Kopfhaut zur Stirn gleiten lassen. Auf gar keinen Fall schrubben, es ist mehr ein Streicheln. Wie oft nach Möglichkeit? Richtig: 100-mal.

Schadstoffe werden in der Nacht über die Kopfhaut ausgeschieden. Ganz präzise: Bei einer Körpertemperatur von 37° C wird Fett ranzig. Schlackestoffe wie Talg und Salze bleiben zurück, ziehen Feuchtigkeit und es kommt zur Austrocknung. Die Bürste macht meine Poren frei, nimmt das überschüssige Fett auf und verteilt es gleichmäßig im Haar bis in die Spitzen. Hier hat das Haar einen anderen pH-Wert als am Ansatz. Der Wert wird durch äußere Einflüsse und auch Farben verändert. Die Bürste wirkt hier ausgleichend.

Lockige Haare (Natur oder Dauerwelle) sollten aber besser **nach** dem Bürsten mit feinem Wassersprüher (Blumensprüher) angefeuchtet werden, sonst sind sie nicht mehr zu bändigen und stehen, wie explodiert, in alle Himmelsrichtungen ab. Ein Zurückspringen wird durch die leichte Feuchtigkeit ermöglicht.

Manchmal reagiere ich mit einem fürchterlichen Juckreiz, wenn trockene Seifenreste zurückbleiben. Das richtige Waschen ist unabdingbar und nicht locker mit „kann ich doch" abzutun. Mehr dazu lesen Sie im Kapitel über das Waschen.

Die natürliche Schutzschicht der Haare, die tannenzapfenähnliche Kutikula, muss geschlossen sein. Das Licht kann so reflektieren. Das Bürsten regt die Durchblutung an, über die aktive Lymphe werden so die Schadstoffe besser abtransportiert.

Um die persönliche Ausstrahlung mit glänzendem Haar zu unterstreichen, braucht der Tannenzapfen also zuallererst ein Wildschwein. Ganz ohne Wald, aber ganz natürlich.

Auch die Wildschweinborste braucht regelmäßige Pflege, auch sie sollte 1-mal wöchentlich gewaschen werden. Möglichst mit dem gleichen Pflegeprodukt wie die Haare. Zum Abschluss auch hier adstringieren. Die Trocknung sollte an der Luft erfolgen, mit den Borsten auf einem Tuch, damit das Holz nicht aufquillt und eine längere Lebensdauer garantiert ist.

Machen Sie sich Ihr eigenes Bürstprogramm, 100 Striegelzüge lesen sich beängstigend lang, sind aber schnell vorüber. Sie können es ja auch langsam steigern, alles ist möglich, ich bestehe nicht auf genau 100, es können auch 101 sein. Nur zu, gönnen Sie sich und ihrer Kopfhaut die paar Minuten, das Ergebnis ist enorm erquickend, die Durchblutung ist sofort spürbar.

In meinen Haarausfallszenarien berichtete ich schon mehrfach über ein Auf-mir-Lesen-Können. Gut geschulte Spezialisten, Fachleute, Ärzte und vor allem Heilpraktiker sind in der Lage, die Signale des Körpers über mich klar zu deuten. Sie wissen sofort, welches Organ gerade um Hilfe schreit, nichts bleibt ihnen verborgen. Lebensgewohnheiten und auch meine Vergangenheit liegen sichtbar vor den Expertenaugen. Es ist allerdings nicht schon eine Krankheit zu erkennen, der Haarausfall ist also immer ein Notruf über die Zentrale, also über mich, die Kopfhaut. Dieses Signal ist mit einem Akku zu vergleichen, der anzeigt, dass der Energiestand da zu wünschen übrig lässt.

Ich als Leitstelle sorge für ein tadelloses Obdach und biete dem Gehirn eine gepflegte Hautschutzschicht. Ursächlich beteiligte Akteure machen dann ihre Notfall-Meldungen: „Hallo, mir geht hier die Energie ab."

Dummerweise wandelt sich immer erst etwas zum Guten, wenn richtig was „am Dampfen" ist, sonst würde niemand eine Veränderung für notwendig erachten. Das Leben ist kein Ponyhof und schon gar nicht auf mir, vielleicht wär's mir sonst aber auch schrecklich langweilig. Gar nicht krank, ist auch nicht gesund, ich stehe zu meinen Schwachstellen und die zeigen sich auf der …

Zeichnung mit den entsprechenden Zonen:
1 = Blase; 2 = Niere; 3 = Magen und Solarplexus;
4 = Leber; 5 = Darm

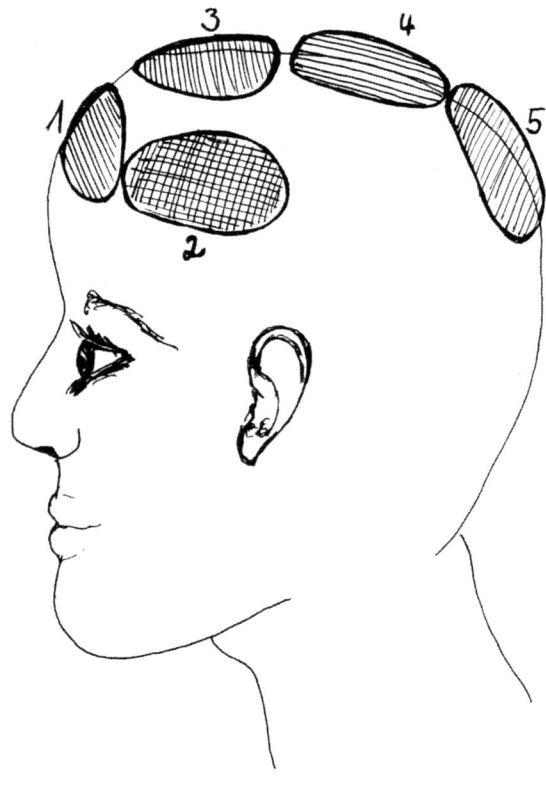

Ein Fehlen von Vitamin K, zum Beispiel, wird auf dem Hinterkopf im Wirbelbereich sichtbar, Vitamin K wird im Darm gebildet.

Die Organe nutzen den Haarausfall, um über mich Meldung zu machen. Geht es dem Menschen an die äußere Hülle, ihre Schönheit, ihren Schmuck, dann sind sie doch schneller bereit, für Abhilfe zu sorgen. Alles, was so im sichtbaren Bereich ist, wird schneller angegangen. Dass da ein Organ um Hilfe bittet, wird vom Betroffenen erst mal nicht bedacht, es ist ja unsichtbar. Die Information gebe ich auf fahlweißem mit roten Punkten bemustertem Grund weiter. Der sich im Blickfeld befindende Haarausfall muss gestoppt werden und man kümmert sich umgehend um Abhilfe.

Auf den Fußsohlen, den Handflächen und den Ohrmuscheln befinden sich ebenfalls Organpunkte. Diese werden vielfach zur Stimulation mit Akupunkturnadeln, Reflexzonenmassagen oder auch Akupressur genutzt. Frappierend sind hier die Erfolgsmeldungen, wenn aufgetretene Symptomatiken mit diesen Methoden beseitigt werden.

Ich mag es ebenfalls massiert zu werden, bei der Haarwäsche zum Beispiel oder jeden Morgen beim Bürsten mit der Wildschweinborstenbürste.

Osmose-Behandlungen liebe ich auch, hierbei muss ich mich öffnen (jaaha, auch bei einer Kopfhaut muss mal in die Tiefe gegangen werden, Om) und mich befreien. Was mich verstopft, lasse ich gerne los. Weg mit dem Dreck. Einige speziell ausgebildete Experten bieten diese, gut 1 Stunde dauernde, Behandlung an. Hierbei ist es wichtig, dass viel getrunken wird, Tee und Wasser und auch, dass alles warm eingepackt ist und vor allem die Füße gut Wärme bekommen.

## Ein Urzeit-Relikt

Was so alles auf mir los ist, berichtete ich ja schon ein wenig. In mir steckt aber auch viel geballte Kraft, wie

**ein Urzeit-Relikt, ein klitzekleiner Muskel: der Haaraufrichtemuskel**

Der kleinste Muskel im Bauwerk Mensch, schafft es mit Leichtigkeit, „Haare zu Berge" stehen zu lassen und auch Gänsehaut zu erzeugen. Das natürlich nur an behaarten Regionen, weil dieser „kleine Balg" nur eine Verbindung von Haarwurzel zur (Leder-)Haut ist.

Jedes Haar hat seinen eigenen, kleinen „arrector" (Aufrichter) mit Vornamen „pilus" (Haar), nur die Wimpern nicht. Die Nasenhaare wohl auch nicht.

In grauer Vorzeit, wo der Mensch noch Ganzkörperbehaarung (Fell) trug, hatte dieser Muskel die lebenswichtige Funktion der Isolierung. Bei Kälte wurde er aktiv, eine bessere Wärmedämmung war durch die Haaraufrichtung gegeben. Auch heute ist er in der Untergrundbewegung schwer aktiv.

Dieses Bündel glatter Muskelzellen ist als unbekanntes Sinnesorgan zu bewerten. Der Muskel reagiert außer auf kalte Witterung stark auf Emotionen, gleich welcher Art: ob Freude, Leid, Aggression oder Angst. Eine Kontraktion führt zur Haaraufrichtung und Gänsehaut.

Bei Tieren ist das, wie schon erwähnt, gut zu beobachten. Die Körpersilhouette ist im Moment der Muskelaktivität vergrößert, was jeden Gegner in die Schranken weist.

Auch unter der Hautoberfläche passiert so einiges: Die Kapillargefäße reagieren auf diese kleine Pumpstation und der

Abtransport der Schlackenstoffe wird angeregt, auch sorgt er für eine Talgabsonderung auf mich.

Bei langen Haaren ist der Aufrichtemuskel immer gut in Aktion, das Gewicht der langen Hornfäden ist dafür verantwortlich. Nahezu arbeitslos hingegen wird der Muskel bei zu kurzem oder fixiertem Haar. Ein „Gipsbeinzustand" ist hier annähernd gegeben. Die Muskeln erschlaffen, sie haben nichts zu tun und bilden sich zurück. Die Folgen kann man sich leicht ausmalen: Die Talgdrüsen sind auch nicht mehr so munter und die Poren verstopfen, da der Schlackenabtransport ebenfalls vermindert wurde und ins Stocken geraten ist.

Zeichnungen vom ruhenden und aktiven Haaraufrichtemuskel

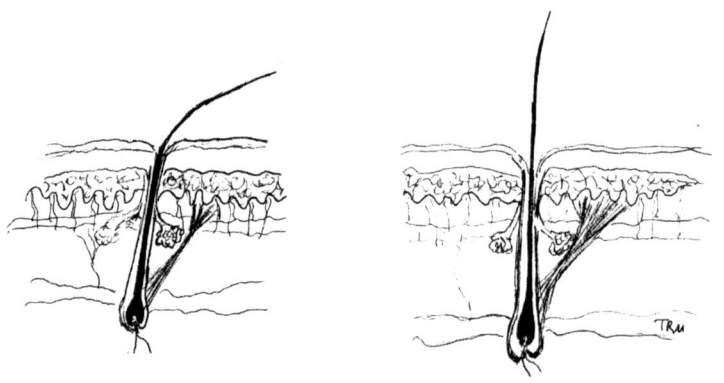

# Schutzkleidung

Mit der richtigen Kleiderordnung öffnet sich mir jede Tür. Kleider machen Häute oder – wie Niederlagen mit einem guten Auftritt vermieden werden.

## Mit der Schutzkleidung für mich: dem Säureschutzmantel

Kleiner Catwalk für meinen Mantel gefällig? Ich „pose" täglich mit meiner Hornschicht im eigenen Schutzmantel, in „Hautecouture" von feinster Masche. Die edle Faser besteht aus hauteigenen Fettsubstanzen, die ständig gebildet werden müssen. Wenn ein pH-Wert von 5,5 nicht gegeben ist, können keine Verbindungen zwischen den Hornschichten zustande kommen. Sie lösen sich auf, die Abwehr steht nicht mehr. Ich werde schuppig, rau und ich mache dicht. Meine eigentliche, normale Abschuppung ist gestört, ich sitze so ziemlich auf dem Trockenen. Derartig gereizt mache ich mich zur Abwechslung mal bereit für Allergien. Ich nehme alles, bis mal jemand etwas merkt, mal immer her damit!

Das Sekret, aus dem der Säureschutzmantel gestrickt ist, besteht aus Schweißdrüsen, Talgdrüsen und Hornschüppchen. In optimalem Zustand werden so Pilze und Bakterien an ihrem Wachstum gehindert. Einen Bonus gibt es gleich noch dazu: Das Mäntelchen ist auch zuständig für meine Regeneration. Eine „Reha" im Mantel. Weg mit den roten Stellen!

Durch das Waschen mit handelsüblichen Mitteln, bei denen der pH-Wert bei 8 bis 10 liegt, werde ich ständig auf eine harte Probe gestellt. Auch neutrale Seifen enthalten Tenside, sie lösen die

Oberflächenspannung, zum Beispiel von Ölen. Diese „Schlüssel" öffnen so Wasserunlösliches.

Lipide können nicht mehr in meinem Bindegewebe gebildet werden. Das Reizungs-, Austrocknungs- und Allergienkarussell kommt zügig in Fahrt. Es steigen noch schnell Umweltgifte und sämtliche andere Schadstoffe ein. Sie scheinen ihren Spaß zu haben.

Ich bleibe dabei gestört auf der Strecke, mein Stoffwechsel an der Haarwurzel verlangsamt sich. Mir ist ein bisschen komisch.

Der Säure-Basen-Haushalt ist nicht im Gleichgewicht, auch die einseitige Ernährung trägt dazu bei. Auf der imaginären Kirmes sind viele Pommesbuden, auch Döner macht mich nicht schöner. Wirklich sauer kann ich werden, wenn nicht mal richtig getrunken wird: Anstatt genussvoll in kleinen Schlucken, wird einfach nur schnell runtergespült.

Ich bestehe auf einer Rundumbehandlung bei einem Experten. Wo es einen in Ihrer Nähe gibt, wird gerne verraten, wenn Sie diese Information wünschen. Wenn Sie einer sind, dann dürfen Sie das auch gerne mitteilen, sodass Sie ebenfalls in der Liste geführt werden.

Wunderschön und wulliwarm werden nämlich auch die Füße mit einbezogen, das macht die Wohlfühlatmosphäre perfekt. Kalte Füße unterstützen übrigens den Haarausfall. Der zwirbelbärtige Spezialist hat da noch einen Tipp in petto: Tragen Sie rote Socken. Rot macht warme Füße! Testen Sie das mal, das funktioniert ganz ohne Heizung oder Ofen.

Meine Wunschpflege: **Kopfhautreinigung**, was ja landläufig auch als

# Haare waschen bezeichnet wird

DAS ABER BITTE RICHTIG !!!!!

Oh, ich kann schon die Gedanken lesen, hier greift wieder, wie beim Thema Bürsten, ein abwehrendes und entrüstetes Ich-Kann-doch-wohl-Haare-Waschen.

Jaaaa, aber genau diese Einstellung benötigt oft eine gewisse Nachschulung. Lassen Sie sich also einfach darauf ein, wird ja nichts bewertet, schlechte Noten bekommen eigentlich eher die Hersteller von Reinigungsmitteln.

Vor der Reinigung möchte ich mal beguckt werden. Ich möchte, dass mal wieder hingeschaut wird, mein Zustand sollte genau erkundet werden. Ein Haarfachmann kann richtig auf mir lesen und erkennt schnell, welche Probleme bestehen. Daraufhin erfolgt die genaue Produktauswahl. Mit welchem Shampoo kann ein Problem gelöst werden? Bin ich fettig oder habe ich sogar Schuppen?

Zu vermeiden sind Produkte mit stark entfettenden Inhaltsstoffen:

**Silikone** dichten zum Beispiel die Schuppenschicht der Haare ab, aber auch mich. Immer mehr Schichten bauen sich auf, eine legt sich auf die andere. Zuerst wird ein schöner

Glanz erzeugt, da sich auch alle Zwischenräume schließen. Eine trügerische Lichtreflexion ist erst einmal gegeben, die Oberfläche ist glatt und hat einen Spiegeleffekt. Diese Verdichtung macht die Haare schwer, der künstliche Glanz ist eine gemeine Mogelpackung. Schwer haben es aber auch Friseure, wenn eine gewünschte Färbung, Tönung oder Dauerwelle nicht erfüllbar ist, da das Haar in den Schichten gefangen ist und erst ein lösendes Shampoo Abhilfe schaffen kann. Sie können sich vergleichsweise einen lackierten Nagel vorstellen, der auch erst mit Nagellackentferner bearbeitet werden muss, bevor neu Lack aufgetragen wird. Nur geht das schneller als die Befreiung der Haare. Das Lösen der Schichten funktioniert nur in mehreren Durchgängen.

**Acryle** sind auch nicht empfehlenswert. Der Effekt ist ähnlich. Wählen Sie lieber ein Shampoo mit nicht zu hohem pH-Wert. Ich habe nach so einer Wäsche das Problem, wieder in meinen pH-Hautbereich zu kommen. Die Balance muss ich dann erst einmal wiederfinden. Bei all diesem Zeugs ist das manchmal Schwindel erregend. Weniger ist mehr!

Der **pH-Wert** beschreibt die Messung der **Wasserstoffionenkonzentration**, im normalen Fall liegt er im sauren Bereich um 5,5.

Als **Faustregel** gilt hier: **So viel wie nötig und so wenig wie möglich Produkt** benutzen.

Vor dem Waschvorgang ist zunächst das Bürsten an der Reihe, die natürliche Tannenzapfen-Schuppenschicht wird dadurch geschlossen, was wiederum eine spätere Austrocknung verhindert. Lange Haare sind mit den Fingern zu entwirren, sie sollten auch im „freien Fall" mit nach hinten gelegtem Kopf gewaschen werden, um ein Verkletten zu vermeiden.

Los geht es mit einer guten Durchfeuchtung, bevor Shampoo zum Einsatz kommt. Sie tragen es erst in den Handinnenflächen auf, bevor Sie es ausschließlich auf mir verteilen. Den Haaren reicht das, was an ihnen herunterläuft. Sie denken, ich sei egoistisch? Ja, bin ich in diesem Fall auch. Im Haar sind nur Staub und geringfügige Schmutzpartikel, auf mir hingegen liegt eine große Ansammlung von dem, was mich in den frühen Morgenstunden verlassen hat. Ich bin sozusagen die Hauptausscheidungszone der Haut, das sind: Salze, Fette, Schlackenstoffe und Schweißrückstände.

Für mich ist die Wäsche in erster Linie Sauberkeit, meine Wohlfühlhygiene eben.

Die nebenbei gesäuberten Haare erfüllen dabei nur die Wahrnehmung von Schönheit.

Aber aufgepasst: Jede Wäsche laugt aus, entzieht meinen Haaren Mineralien, Proteine und auch Feuchtigkeit. Vielleicht sollten die Waschgewohnheiten mal hinterfragt werden und nicht zwingend täglich vollzogen werden.

Für mich ist es wunderbar, wenn das Shampoo mit kreisenden Bewegungen und leichtem Druck (3- bis 4-mal) in Richtung Lymphe (siehe Zeichnung) gebracht wird. Von der Stirn über die Kopfmitte in Richtung Nacken und dann wieder von oben in Richtung Stirn und schließlich vom Oberkopf zur Schläfe. Die Schlackenstoffe können so gut aus mir heraustransportiert werden. Die dafür zuständige Lymphe wird durch den Massagedruck aktiviert.

Für die Außenpflege ist es effektiver, wenn zwischendurch immer ein bisschen Wasser auf mich begeben wird. Ein vielfaches Aufschäumen und Spülen wird erreicht, wobei **viel** Schaum **nicht** mein Begehr ist, weil der pH-Wert sich dadurch erhöht.

Bei einem Waschgang mindestens eine 5-malige Wasserzugabe, um eine Bindung der Restbestände zu erreichen und bitte immer weitermassieren, ach ist das schön.

Nach einem „Schaumfrei-Spülvorgang" kommt der Hauptwaschgang. Das kommt Ihnen waschmaschinenähnlich vor? Nur einmaliges Waschen ist aber leider keine gute Schmutzentfernung! Die Vorgehensweise ist die gleiche wie beim Vorwaschgang: Massage zu den Lymphen, Wasserzugabe, wieder Massage – viel Schaum hilft viel, ist, wie schon erwähnt, verkehrt! Vielmehr ist durch diese Art des Aufemulgierens das Haar ganz nebenbei auch sauber. Denken Sie immer daran, Sie waschen mich, nicht das Haar. Das ist schmückendes Beiwerk. Haar ist kostbarer Schmuck, ich bin reich! Sie auch, wenn Sie meine Tipps befolgen.

Das Finale bildet das Ausspülen, was besonderer Sorgfalt bedarf, nicht zu lange und das Haar immer in Bewegung halten. Bleiben Seifenreste auf mir zurück, ist das ganze Reinigen für die Katz, diese trocknen und erzeugen Juckreiz. Mal ehrlich, das ist dumm, es soll also so lange gespült werden, bis das Haar leicht „musiziert". Ist also gar nicht schwer, die Spülung ist mit dem Signalton quiiietsch beendet. Die Waschmaschinenhersteller haben sich da bestimmt einiges abgeguckt.

Nach dem Abspülen des Shampoos muss aber noch mein Säureschutzmantel wiederhergestellt werden, was man mit einem speziellen Verfahren, dem Adstringieren, macht. Das Verfahren lasse ich von meinem lieblichen Experten noch genau in dem Kapitel „leise rieselt" (Schuppen) erklären. Dabei können sich die Haare wieder schließen und mir wird wieder in den Mantel geholfen.

Wichtig ist noch zu erwähnen, dass Haare im nassen Zustand nur mit den Fingern „gekämmt" werden dürfen. Da sie dehnbar sind, könnten sie reißen, wenn ein Knötchen im Kamm festhängt. Bürsten ist ebenfalls verboten. Auch das Trockenrubbeln mit dem Handtuch ist bitte zu unterlassen, Folgeschäden wären vorprogrammiert, Sollbruchstellen müssen nicht selbst fabriziert werden.

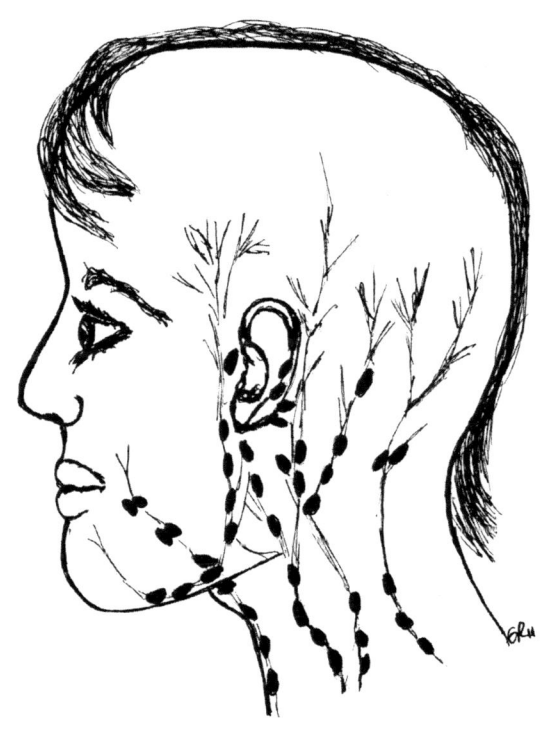

**Die Lymphbahnen**

# Läuse

Wer sich jetzt nicht ständig am Kopf kratzen will, sollte dieses Kapitel einfach überspringen, es sei denn, es muss eine Wissenslücke geschlossen werden oder es besteht ein parasitäres Verlangen

## nach Getier der ungebetenen Art: LÄUSE

Gleich zu Beginn möchte ich erwähnen, dass meine Wenigkeit diese Monster überträgt. Also, ich habe gerade keine Ansiedlung zu vermelden, aber nur von Kopfhaut zu Kopfhaut werden Läuse übertragen, obdachlos verhungern sie nämlich. Diese Parasiten haben eindeutig etwas mit der Stechmücke gemein. Ihre Nahrung ist Blut, durch ihren Stechrüssel zapfen sie mir Blut ab. Mein gutes Kopfhautblut muss abzapfbar sein, sonst droht Austrocknung. Sie merken, um authentisch zu sein, tue ich jetzt mal so, als hätten meine Milben Besuch. Gleichzeitig mit dem Einstich bekomme ich eine „Betäubungsspritze" mit Speichel; der Schmerz ist folglich sofort abgeschaltet, auch von meinem Blutverlust bekomme ich nichts mit. Im Abstand mehrerer Stunden saugt sich die „Vampirlaus" wieder voll.

Sobald die Betäubung nachlässt, meldet sich ein übler Juckreiz und das große Kratzen beginnt. Hier ist auch eine Infektionsgefahr gegeben, denn wenn „Unternagelschmutz" in die Wunden gelangt, ist das nicht von der Hand (Haut) zu weisen.

Die Wohlfühltemperatur der Kratzarmada liegt bei 29° C. Bei 22° C sind sie bewegungslos und ein Gefriertruhenmilieu (also Minusgrade) bringt den Tod. Gut, ein Aufenthalt darin ist nicht ratsam, aber es gibt ja glücklicherweise noch andere Tötungsmittel und Wege. Die beste Variante ist logischerweise die totale Blutverweigerung. Todbringende Fastenzeit, nach 3 Tagen wäre das Sterben besiegelt. So einfach geht es aber leider nicht, selbst als dominierende Autorität kann ich die Blutversorgung nicht stoppen.

Läuse und ihre Nachkommen, die Nissen, siedeln sich oft zuerst im Nacken und hinter den Ohrenpartien an. Nissen sind Läuse-Eier in länglicher Form und diese kleben sich am unteren Haarschaft fest. Dieser „Nissenkleber" ist fieser, als man denkt. Er wächst langsam am Haar mit heraus und bleibt auch noch kleben, wenn die Läuse schon längst geschlüpft sind. Bei längeren Haaren dauert das unter Umständen ganz schön lange. Hier kann schon ein spezieller Kamm Abhilfe schaffen. Dessen Zinken sind so eng verzahnt, dass der so genannte Nissenkamm die Eier am Haar entlang herunterziehen kann.

Ist die Diagnose auf Lausbefall erst einmal gefallen, beginnt die Arbeit: Mehrere Stationen der Entlausung sind zu durchlaufen. **ALLES**, womit die Kopfhaut in Berührung gekommen ist (oder sein könnte!), muss in Quarantäne. Mützen und andere Kleidungsstücke, Kämme, Bürsten, eben ALLES! Bettzeug und auch die Bezüge von Kinderautositzen dürfen nicht außer Acht gelassen werden. Es besteht ein erhöhter Wasch- und Putzzwang.
    Man erleichtert sich die Ausrottung mit einem Plastiksack oder Müllbeutel, den man mehrere Tage in die Kälte legt oder gut verschlossen nach draußen bringt. Eine Austrocknung macht das Sterben perfekt. Die Nissen haben das gleiche Schicksal, es trifft sie hart, gleich nach dem Schlüpfen.
    Zum Entfernen der Nissen am Haar ist auch Essig ganz gut geeignet. Weitere Tötungsmöglichkeiten sind schwere Chemiekeulen, aber auch harmlosere Therapien sind gegeben: mit Mayonnaise (nicht jede ist tauglich!) für drei Stunden unter

einer Abdeckhaube („Ich hab ´ne Zwiebel auf dem Kopf ...“)
für 1 Stunde bei 45° C abgedeckt unter die Trockenhaube, damit sich die Hitze schön staut und das Getier abgetötet wird.

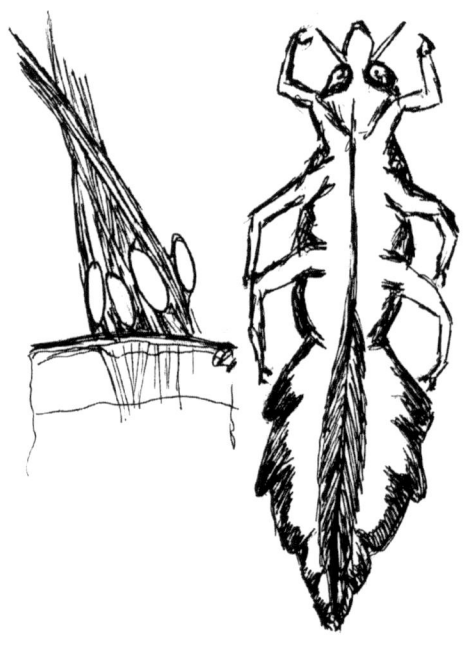

**Nissen kleben am Haarschaft und die gemeine Laus in starker
Vergrößerung**

# VITA 2

## Die Kopfhaut wächst heran und pubertiert

Meine Haarpracht wurde mir übrigens von meinen Vorfahren vererbt. Dabei spielt es eine große Rolle, aus welcher Region sie stammten. Ich vermute mal, dass diejenigen, die weiter nördlich lebten, über mehr Haare verfügten, damit sie der Kälte trotzen konnten. Die Südländer waren besser mit dunkleren Haaren dran, schon allein zum Sonnenschutz. Was die Natur so alles festgelegt hat, ist schon genial.

Studien belegen, dass Blonde ca. 150.000 Haare haben, Dunkle und Brünette ca. 100.000 bis 110.000 und Rote immerhin noch auf 75.000 Haare kommen. Wer das wohl zählt? Sie liebt mich, sie liebt mich nicht – die „Gänseblümchentheorie" ist hier wohl nicht die bevorzugte Zählart.

In der Pubertät produzierte ich plötzlich mehr Talg in meinen Drüsen. Durch häufiges Waschen sollte er mir entfernt werden. Es wurde gewaschen und gewaschen, mit besonders viel Shampoo und besonders viel Emulgieren und Massieren. Und was tat ich? Ich produzierte noch viel mehr Talg, meine Drüsen arbeiteten ganz hervorragend. Als der Talg-Entfernungs-Erfolg nicht ersichtlich war, hatte Oma wieder eine Idee: Trockenshampoo. Das hatten sich die Damen ja toll ausgedacht. Es stank, war eine Puder-Chemie-Keule und wurde auf mein Haar gesprüht, durfte dann einwirken, um wenig später schmerzhaft ausgebürstet zu werden. Nicht selten wurden mir dabei Haare herausgerissen und es juckte fürchterlich, ähnlich dem Jucken bei Befall von Getier. Zur Güte habe ich die Talgüberproduktion kurzfristig etwas gedrosselt, aber dafür glänzte mein Haar auch nicht mehr.

Wenn ich mich beschwerte, dass das Zeug ganz übel sei, dann schoben meine Mutter und Oma das auf die Pubertät, in der ich ja grade steckte. Ich glaube, sie wollten nicht so genau wissen, welche Veränderungen sich gerade in mir vollzogen. Ihre eigene „Umwandlung" hatten sie schon längst verdrängt.

Ich rebellierte, es sollte mir gut gehen. Da war es schon wichtig, für Abhilfe zu sorgen. Das waren eigentlich nur Kleinigkeiten, aber gerade die ließen mich vor schlechter Laune erröten, Pickel kriegen und Schuppen züchten.

Ich musste mir also mein Wohlergehen erarbeiten und in kleinen Schritten einen optimalen Standort für wunderschönes Haar schaffen. Die Allgemeinheit denkt ja immer, alles zu können. Expertentipps und Meisterratschläge werden in den Wind geschlagen, dabei ist es ganz einfach, es muss nur ein wenig Geduld her.

So wünsche ich mir und Ihnen das schönste Haar auf Erden, denn auf einem gesunden Boden kann ja nur ein prachtvoller Auswuchs gedeihen. Von 0 auf 100 mit ganz viel Gefühl.

## Fehlfarben

Der jugendliche Leichtsinn, ein Irrsinn, ohne Sinn …

Fehlfarben, ich tappe völlig im Dunkeln

Es kam so, wie es kommen musste: Unschuldig ging ich in die Falle!

Meine Kopfhaut-Freundinnen hatten mir schon hinreichend von ihren Schicksalsschlägen berichtet. Ich hielt ihre Jammergeschichten immer für totalen Quatsch und **Schwarzmalerei.**
   Meine Nichtachtung sollte bestraft werden: Es traf mich ganz unvermittelt, schließlich war ich gar nicht bei einem Friseur. Das weiß ich so genau, weil das Pflegeprogramm, das ich gewohnt war, an diesem Tag ausblieb. Keine angenehme Kopfwäsche, die manchmal in mehreren Phasen gute 25 Minuten dauerte. Ich genoss nichts dergleichen.

Ein gefühlt **rabenschwarzer** Tag sollte es werden. Wie in einem schlechten Film ergoss sich plötzlich ein nach faulen Eiern stinkendes Färbemittel über mich. Schutzlos war ich ausgeliefert. Schutzlos! Wenn mein Experte, das Silberzwirbelbärtchen, das gesehen hätte, es wäre vorbei gewesen mit seiner Contenance. Wenn mit Farben gearbeitet wird, ist ein Kopfhautschutz unverzichtbar. Warum und wieso, das erklärt er zum Abschluss noch einmal extra.

Schwarz hätte ich mich ärgern können. Warum passierte mir so etwas Widerliches?! Schwarz waren nun auch meine Haare und ich hoffte inständig, dass nicht zu viel Farbe in den Körper gelangt war. Doch meine Stoßgebete verhallten.

Dieser Wirrwarr in mir war unerträglich! Ich wusste überhaupt nicht mehr, was los war. Im Normalfall nehme ich ganz viel Licht auf und sorge so für eine ausgeglichene Bildung von Melatonin und Serotonin. Diese Hormone sind für ein positives Inneres (und Äußeres) von großer Wichtigkeit. Ich fristete ein Schattendasein und strafte meine Trägerin dahin gehend ab, dass ich auch ihr Leben aus dem Gleichgewicht brachte. Sie ärgerte mich aber gewaltig zurück: Die Nächte wurden durchgefeiert und diese bunten Lichter beeinflussten mich extrem. Ich trug Trauer, mir war zum Heulen. Der Tag war ja auch nur zum geringen Teil hell, diese Dunkelheit war nicht gut für mich. Ein Albtraum hielt mich gefangen.

Irgendwie wird in dieser pubertierenden Phase all das gemacht, was die Eltern oft nicht so witzig finden. Ständig wechselten die Frisuren, lustig nur, wenn in der Gruppe, mit der ich gerade unterwegs war, alle eine ähnliche Wahl getroffen hatten. Den Vater hörte ich oft fragen, was denn im nächsten Monat angesagt sei. Punk oder doch eher die Müslivariante in Hennarot? Abwechslungsreich war es immer, nur die schwarze Phase würde sich rächen.

Die Frisur drückt bekanntlich viel aus, da wird gerne ein Idol kopiert. Oft zeigt sich schon aus der Ferne, dass es die Haarpracht eines Künstlers sein muss, so extrovertiert kommt derjenige daher.

Zeichen setzen auch Haare, die aus der Stirn gestrichen sind. Ich zeige mich der Umwelt, biete meinem Gegenüber aber auch die Stirn, was nicht zwingend Aggression ausdrückt. Umgekehrt geht es aber auch. Trage ich einen Pony oder lange, ins Gesicht gezogene Strähnen, dann möchte ich mich lieber verstecken. So sind die Signale schon sehr einfach zu deuten. Wer ständig mit dem „Fingerkamm" die Strähnen sortiert, ist wohl nicht nur nervös, sondern auch unsicher im Auftreten.

Falsche Ernährung ist besonders ersichtlich, aber auch die nicht optimale Produktwahl des Reinigungsmittels – körperliche Vitalität ist auch am Haarschopf erkennbar. Sich verabschiedende Haare sind natürlich am mitteilsamsten. Konsum von Medikamenten, Alkohol und Drogen können mittels einer Haaranalyse belegt werden.

Das Zwirbelbärtchen, der Haarexperte meines Vertrauens, wusste mir zu berichten, dass alle Sünden im Haar wie gestempelt zu sehen sind. Da lässt sich nichts wegschäumen oder übertönen.

Steht eine chemische Behandlung an, was das Färben nun einmal ist, muss zunächst gewaschen werden. Anschließend sollte der Kopfhautschutz aufgetragen werden.

Die Chemikalien der Färbemittel belasten den Körper weniger, 100 % Schutz sind jedoch nicht garantiert. Ein Kopfhautschutz der Firma Capelli Systems kann empfohlen werden, ein neues Produkt kommt im Mai 2011 auf den Markt.

Die Berufsgenossenschaft schreibt den Friseuren nicht umsonst vor, dass mit einem Handschutz gearbeitet werden muss. Es sollten eigentlich bei jeder Haarwäsche Handschuhe getragen werden. Oft wird das leider missachtet und die eigene Gesundheit bleibt auf der Strecke.

## Mit 17 Jahren

### Trennungsphase – ein ungewollter Lösungsprozess

Das darf doch wohl nicht wahr sein! Mein Haar meint plötzlich, ausfallen zu müssen. Mehr als (die magischen!) 100 Hornfäden sind es wohl am Tag, die sich von mir verabschieden. Damit steht die Diagnose fest: Haarausfall! Viel wurde herumgedoktert und kontrolliert, Schilddrüse, Hormone; es wurde gemacht und getan. Das Ergebnis dieser aktionsreichen Tage: noch (mehr) weniger Haar. Sie fielen aus und ich fand das nicht so schön, denn mir wurde schon ein bisschen frisch. Mir fehlte doch der Schutz.

Schließlich machte meine Mutter sich mit mir auf den Weg zu einem Spezialisten. Erwartet hatte ich einen weiß bekittelten Professor. Angenehm überrascht war ich von dem eher modisch ansprechend gekleideten Haarfachmann. Nicht von großer Statur und dennoch Respekt einflößend kam der gute Herr, den ich auf Mitte 60 schätzte, durch sein Geschäft gespurtet. Er hatte selbst silbergraues Haar und einen lustigen Zwirbelbart.

Der Besuch bei ihm war sehr aufschlussreich. Mir wurde vollste Aufmerksamkeit geschenkt; durch seine feinrandige Brille wurde ich genau betrachtet. Auch meine Gesichtshaut, meine Hände und auch der Rücken. Selbst die Beine und Füße wurden begutachtet – ich war ihm sehr wichtig. Endlich wurde mein spezielles Defizit an Aufmerksamkeit gestillt, ich war jetzt an der Reihe. Iiich!

Über die Hirnanhangdrüse wird der Haarwuchs in meinem oberen Kopfbereich beeinflusst. Für die Haare im Nackenbereich und in der Nähe der Ohren steht die Nebennierenrinde Pate. Es wurde schon erwähnt, dass sämtliche Organe auf mir ihre Zonen haben, die auch Impulse geben.

Der Spezialist drückte leicht auf mir herum, was angenehm war, es hatte fast den Charakter einer Massage. Er kam dann zu der Feststellung, dass es sich um Verschlackungshaarausfall handeln müsse.

Um Schlimmeres ausschließen zu können, sollte nun an 9 aufeinander folgenden Tagen eine Sammelaktion stattfinden. Nach dem Einsatz der Bürste an jedem Morgen mussten sie fein säuberlich aus dieser gezogen, in kleine Papiertütchen gesteckt und mit Datum versehen werden. Was mir auffiel war, dass die meisten meiner Ex-Exemplare weiße Köpfchen hatten. Diese Prozedur war ein bisschen lästig, war doch darauf zu achten, dass die Bürste immer haarfrei und sauber zum neuen Einsatz kam, denn sonst wäre die Analyse verfälscht. Ehe ich mir Ärger einhandelte, war ich lieber um Genauigkeit bemüht, sehr penibel sogar. Ich wollte nicht den Groll des Spezialisten-Männleins heraufbeschwören.

Nach der Auswertung der Analyse wurde die Vermutung bestätigt und der Feldzug gegen den verschlackungsbedingten Haarausfall konnte beginnen.

Auf in den Kampf! Doch weit gefehlt.
Ausgebremst durch eine Moralpredigt, wurde eine Zwangspause von 3 Wochen Bedenkzeit angeordnet. Dabei wussten doch alle, dass ich nicht so sehr geduldig war. Der Preis war hoch. Der Spezialist machte aber deutlich, dass die Behandlung nur von Erfolg gekrönt war, wenn sie auch durchgehalten würde. Warum sollte er beginnen, wenn doch der Abbruch vorprogrammiert war. Die „silbergraue Eminenz" wusste genau, dass

die vielen spontanen Jasager kein großes Durchhaltevermögen besaßen. Das fand ich etwas frech, aber er hatte seine Erfahrung. Gerade bei 17-Jährigen war diese Quote wohl hoch. Die Behandlung war hier zunächst beendet und die Entscheidung lag bei mir.

Der Experte in Sachen Haarausfall duldete nun mal keine Misserfolge. Ihm machte seine Arbeit Spaß und er hatte große Freude, wenn das Haar wieder wuchs.

Beeindruckt von so viel Wissen, hatte ich zu diesem Herrn mit Zwirbelbärtchen größtes Vertrauen und vereinbarte mit ihm nach den 3 Wochen Bedenkzeit einen Anruf zum Starttermin.

Meine Hornfäden waren mir wichtig, ich wollte sie nicht verlieren. Darüber hinaus war ich auch ganz schön neugierig, wie ich sie wiederbekommen würde. Auf mehr als 100 Tage konnte ich mich wohl schon seelisch einstellen, aber die magische 100 würde mich bestimmt wieder einholen …

Von einer weitaus gemeineren Art des Haarausfalls erzählte mir mein Haarfachmann, den ich fast schon lieb gewonnen hatte. Vermutlich wollte er mein Problem etwas herunterspielen, so nach dem Motto: lieber Verschlackungs-Haarausfall als …

## Kreisrunder Haarausfall

Alopezia areata
Ein lateinischer Name mit Abschreckungscharakter

In der Übersetzung auch nicht minder Furcht einflößend:

Kreisrunder Haarausfall

Bei diesem Haarausfall ist ein bestimmtes Areal betroffen. Kreisrund grenzt sich hier eine kahle Stelle ganz scharf ab. Münzgroß kann sie sein, oft kleiner, leider ist sie aber auch größer möglich. Das erste Auftreten kann einen in jedem Alter treffen, meistens zwischen dem 20. und 30. Lebensjahr. Vielfach ist es zuerst am Hinterkopf zu beobachten.

Die an kreisrundem Haarausfall Erkrankten waren im Vorfeld außergewöhnlichen Belastungen ausgesetzt und somit emotional aus dem Gleichgewicht gebracht. Es ist definitiv zuallererst ein Problem der Psyche. Der Körper ist obendrein oft geschwächt, leidet unter Nähr- und Mineralstoffmangel und ist meist stark übersäuert. Dann packt es einen an der Wurzel: Entzündungen der Zahnwurzeln oder Wurzeln von Fuß und Fingernägeln sind genauso Vorboten wie Allergien und brüchige Fuß- und Fingernägel. Vielfach ist auch eine Quecksilbervergiftung durch Amalgam der Auslöser. Schwermetalle lagern sich nicht nur im Darm ab. Es werden oft Vergiftungen, Verschlackungen und letztlich Pilzbefall diagnostiziert. Des Weiteren beobachteten Fachärzte und Heilkundler auch eine Verbindung zum Ischiasnerv. Auch Medikamente und Chemotherapien spielen beim kreisrunden Haarausfall eine gewisse Rolle, was dann auch wieder mit dem seelischen Ungleichgewicht gepaart ist.

Untersuchungen ergaben, dass es sich hier um eine Autoimmunerkrankung handelt, denn die Immunzellen, die zur Abwehr von Pilzen, Bakterien und Viren im Körper sind, bekämpfen sich selber. Ein Entzündungsprozess ist im Gang und schwächt auch die Haarwurzel. Ihr wird nicht geholfen, sondern sie wird durch Umlagerung der weißen Blutkörperchen eher angegriffen. Das Haar fällt aus, der Haarwuchs ist wie gelähmt und es kommt zum Stillstand.

Nicht nur die kleine kahle Stelle ist erkrankt, sondern meine ganze Fläche, aber es kommt eben nicht überall zu Haarausfall. Nur in gravierenden Fällen kann auch der ganze Körper befallen und kahl werden, Wimpern, Augenbrauen und Schambehaarung inbegriffen.

Häufig wachsen die Haare aber wieder nach, bei 60 % der Erkrankten kommen die Haare wieder. Ist ein leichtes Pieksen auf der kahlen Stelle noch spürbar, dann ist das ein Zeichen dafür, dass noch Leben in der Kopfhaut (in mir) ist. Ein Hinweis, dass eine Behandlung Erfolg haben könnte.

Der Naturheilkundler sieht in dem Symptom allerdings ein gravierendes Zeichen des Körpers, dass etwas nicht stimmt. Die Ursachen **müssen** aufgespürt werden, um den Notstand beseitigen zu können.

Die Behandlung ist individuell zu betrachten und ist natürlich von Fall zu Fall unterschiedlich. Ratsam ist es dann immer, mit dem Nötigsten zu beginnen.

Eine optimale Ernährung ist **immer** oberstes Gebot und ausreichende Feuchtigkeit in mir ist ein weiterer wichtiger Punkt. Damit ist gemeint, dass die Kopfhaut (ich) am Austrocknen gehindert werden soll. Eine Mischung aus Fett und Wasser macht diese Feuchthaltung möglich. Mein Spezialist, Sie wissen schon, das Silber-Zwirbelbärtchen, empfiehlt seine eigene Mischung. Na, wenn's denn hilft, er spricht ja aus Erfahrung. Es sollte trotzdem unbedingt ein Arzt oder Heilpraktiker konsultiert werden.

# Verschlackungshaarausfall

## Der Verschlackungshaarausfall fordert besondere Behandlung

Das kleine Zwirbelbärtchen (mein Behandler, mein allwissender Experte für Haarprobleme) wusste aus Erfahrung, dass 85 % der Haarausfälle dieser Art zuzuordnen sind. Mut machte mir nur, dass sie sehr gut behandelbar sind. Das Einzige, was ich brauchte war: Ausdauer. Dieses Geduldsding war schon gemein. In letzter Konsequenz waren es grob überschlagen vielleicht etwa die Hälfte der magischen **100** Wochen. **Wochen!** Nicht Tage. Puuuuh, somit ungefähr ein Jahr **Ausdauer** vom Feinsten. Aus Liebe zu meinem Haar (nicht zum Spezialisten) gehe ich tapfer an den Start.

Der gute Herr erklärt, dass ich **nur** eine **richtige** Außen- und Innenpflege brauche. **Richtige** Pflege mit den **richtigen Produkten.** Okay, da hat er ja ein **richtiges Erfolgsgeheimnis** preisgegeben. So wirklich geht mir da noch nicht ein Licht auf. Der Spezialist, meine Irritation bemerkend, beruhigt mich etwas und erklärt mir, dass ich ganz viele meiner Probleme selber verraten habe. Um dem noch größere Bedeutung beizumessen, reißt er die Augen weit auf und spricht verheißungsvoll von Botschaften, die ich ausgesendet habe. Die Analyse sei sehr aufschlussreich gewesen. Er ist schon ein kleiner Zauberer, er wird mir bestimmt mein Haar wiedergeben.

Haargenau hätte ich nur eine **richtige Ernährung** verlangt. Nährstoffe aus der Natur, die erst in Vollreife geerntet werden, bevor sie verarbeitet werden. Nur so kann eine hohe Bioverfügbarkeit gewährleistet und eine basische Verstoffwechselung garantiert sein.

Der Spezialist wusste sogar, dass die Geschichte ganz langsam angefangen hatte:

Zuerst war das Jucken da, dann hatte ich dünnere und auch feinere Haare. Es bildeten sich auch Schuppen auf mir. Ich war ganz fahl und zu allem Überfluss bekam ich noch rote Punkte. Auch, wenn sie vielleicht zurzeit im Trend lagen, mir gefielen sie nicht. Ich erstarrte in Unbeweglichkeit und war nicht imstande, meine Haare festzuhalten. Sie lösten sich aus mir, mit weißen Käppchen daran. Erst dachte ich, dass es die Haarwurzeln seien, aber das war ein Irrtum. Auch hatte ja schon ein Arzt festgestellt, dass meine Hormone völlig unschuldig waren, denn hier haben die ausgefallenen Haare keine Käppchen.

Eine **Hauptschuldige** in diesem schleichenden Prozess war die falsche und einseitige Ernährung: Fastfood und Nährstoffarmes, alles nahezu frei von Mineralien, Spurenelementen und Vitaminen. Manipuliertes, sprich: haltbar gemachte Nahrungsmittel, die überhaupt nicht ordentlich verstoffwechselt werden können. Sie vermindern zusätzlich den Stoffwechsel in der Haarwurzel.

Der Darm kann mit industriell Verarbeitetem gar nicht erst auf die Idee kommen, etwas verarbeiten zu dürfen. Der ganze Verpackungsmüll, mit grünem Punkt versehen, ist leider nicht schon in den gelben Sack gewandert, sondern ist vielmehr mit in der Nahrung verarbeitet. „Igitt", denken Sie jetzt, aber genau so ist es. Der Darm freut sich zwar, weiß aber so gar nichts mit dem Ankommenden anzufangen. Er leitet somit nur das **Nichts** weiter. „Naturidentisches" ist für mich ein absolutes No-go – „E"gittigitt, es hat so gar nichts Natürliches. Das ist doch zum Haarausfallen, oder?

Eine Wende war nahe, sollte ich doch tatsächlich endlich bekommen, was ich so dringend brauchte. Ich konnte mein Glück kaum fassen.

## Meine Ernährungswunschliste

Jetzt lade ich Sie ein, mit mir essen zu gehen: Ich bin wählerisch, doch wenn am Nachbartisch eine langhaarige Löwenmähne sitzt, die auch noch unsplissig vor sich hinglänzt, dann will ich genau das haben, was sie auf dem Teller hat. Sie vermutlich auch. Hier ist

### Meine Ernährungswunschliste oder
### Die haargesunde Ernährung

Mein in mir lebendes Volk, die lieben Haarwurzeln, kommen nur dann prächtig zurecht, wenn sie auch entsprechende Nahrung erhalten. Hier bin ich Bürgermeisterin und habe dafür Sorge zu tragen. Ich bin aber selber an das Regime des Menschen, in dessen Körper ich lebe, gebunden. Politisch korrekt, gehe ich hier nur vom Optimalzustand aus.

Um gut zu funktionieren, brauche ich **Eiweiß**, **Vitamine**, **Mineralstoffe und Spurenelemente.** Ein Traum von allerbester Verwertung wird Wirklichkeit, wenn sie aus dem Füllhorn von **Mutter Natur** kommen. Das Beste ist gerade gut genug für mich und wird natürlich in Vollreife geerntet, denn erst hier bekommt die Frucht ihr gesundes, gutes Input.

Beeren, Kräuter, Gemüse, Nüsse, Samen und Pilze sind meine Lieblingsgerichte. In ihnen stecken sie, die Wichtigkeiten meines Speiseplans. Nur mit diesen Vitalstoffen kann ich die biologischen Mechanismen erfüllen und glänzende Haargesundheit garantieren.

Hier wird es ein bisschen speziell, darf allerdings auch gerne schnell überflogen werden, aber ein Hauch von Fachwissen gehört hier nun mal hinein. Haarklein werde ich es nicht übertreiben, haargenau bin ich aber schon.

Froh bin ich, wenn Sie diesen kleinen Exkurs in den Biologieunterricht gut verkraften und sich nicht dem „Buch-Zuklapp-Mechanismus" hingeben. Dennoch kann ich verstehen, wenn das Gros von Ihnen denkt: „Na toll, und woher weiß ich jetzt, wo das alles speziell drinsteckt, außer, dass auf der Möhre ein fettes Vitamin A steht?"

So etwa nach dem Motto (*), „Rettet den Wald, esst mehr Spechte" wird es keine derartige Vorgabe geben! *Wald steht hier für Haare – wegen der Tannenzapfenstruktur. Daraus resultierend, sollte es heißen: „Rettet die Haare, esst richtig!!!!!"
  Keine Panik, nicht resignieren, hier ist die *Gut-und-Lecker-Liste*:

Ich fange gleich mit dem eben genannten **Vitamin A an** *(ist in vielen Gemüsesorten)*. Es ist im Bedarfsfall eine Vorstufe zum Betacarotin, was im menschlichen Körper zu Vitamin A umgewandelt wird; *in diesem Fall enthalten in: Spinat, Broccoli, Grünkohl und Kürbis, Petersilie, Fenchel und ja, in Möhren. Es ist ein Teamplayer mit* **Zink**.

Die **B-Vitamine** sind von immenser Wichtigkeit und <u>B</u>esonders auflistungswert:

**B 1** heißt auch **Thiamin** und befindet sich *in Sonnenblumenkernen, Gemüse, Spargel, Broccoli, Bohnen, Sojabohnen und sämtlichen Kohlarten, magerem Fleisch und Milchprodukten. Es* sichert mir den geregelten Haarwuchs und gibt der Haarwurzel die Energie, die sie benötigt. Ein Mangel an Folsäure erschwert die Aufnahme von Thiamin. Mangelndes B 1 hingegen vermindert die Produktion von Kollagen.

**B 2,** das **Riboflavin,** ein Baustein für Protein, ist enthalten *in Grünkohl, magerem Fleisch, Erbsen, gelben Paprika, Sanddorn, Broccoli, Fisch, Champignons, Spargel, Spinat, Rindfleisch und Kalbsleber, Milch, Milchprodukten und Vollkornbrot.* Es trägt mit **Zink** und **Kieselerde** Sorge dafür, dass mir die Talgdrüsen nicht verstopfen, denn Talg ist wichtig für die Follikel. B 2-Mangel kommt selten allein, sondern ist häufig ein komplexer Vitamin, B-Verlust. Das Riboflavin aktiviert das B 6, um den Umwandlungsprozess von Tryptophan zu Niacin anzukurbeln.

**Niacin** wird zum Aufbau der Keratinsubstanzen genutzt. Es steckt in Pflanzen wie Mais und Weizen, die Zuckermoleküle gebunden haben und die Bioverfügbarkeit erhöhen. *Aber auch in Eiern, Fisch, Fleisch, Champions, Kalbsleber und Grünkohl.*

**Pantothensäure** sorgt dafür, dass Aminosäuren zu Proteinen werden, die daraufhin Keratin bilden. Dieser Umwandlungsprozess wird gewährleistet durch *Nüsse, Vollkorn, Gemüse und Obst.*

**B 6** heißt **Pyridoxin** und ist *in Grünkohl, Hülsenfrüchten, Kalbsleber, Spinat und Linsen* enthalten. Mangelerscheinungen deuten immer auf mehrere B Vitamin-Verluste hin; steht sehr häufig in Verbindung mit B 2 und Niacin.

**Biotin** schließt die Schuppenschicht am Haar, macht so Licht reflektierbar; es sorgt für den richtigen Glanz, beeinflusst die Regenerationsfähigkeit von Haut und Haaren und schiebt so die Zellneubildung an. Biotin steckt *in Soja, Bohnen, Nüssen, Champignons, Spinat, Leinsamen, Äpfeln und Paprika.*

**Folsäure** bindet die Mineralien im Haar, lässt sie vor Freude glänzen und sorgt für die aufbauenden Keratinsubstanzen *(siehe bei Folsäure Seite 58!).*

B 12, der Star der Vitaminfamilie, heißt auch **Cobalamin**, sorgt für den Transport der roten Blutkörperchen und ist für diese verantwortlich. Es wird zur Fermentierung von Fetten *aus Niere und Leber vom Rind* gebraucht, die ich nun mal benötige.

Huuuu, hier geht es schon sehr in die Tiefe. Sind Sie noch im Boot? Na gut, dann schnell weiter, ehe wir kiellaufen:

**Zink** muss ich besonders in den Himmel loben, es ist ein Multitalent hier oben bei mir: Nicht nur, dass es zahlreiche Enzyme aktiviert, es wirkt gegen brüchiges und frühzeitig ergrauendes Haar. Bekämpft Haarausfall und bildet nebenbei auch noch Proteine, die den Follikel kräftigen, denn es lässt Talgdrüsen nicht verstopfen. Hier ist Kieselerde auch begeistert bei der Sache. Auf Zinkentzug möchte ich nie kommen müssen. „Zink her, oder ich will nicht mehr", müsste meine Demo-Parole heißen. *Ist in Tomaten, die auch mehr gesehen haben, als die Sonne der Glühlampen und auf „echter" Erde wachsen durften, sonst sind sie eher zu 100 % zinkfrei. Auch steckt es in grünem Gemüse, Pute, Lamm, Rind und Nüssen.*

Natürlich brauche ich auch **Vitamin C**, was *in Tomaten, Spinat, Paprika, Broccoli, generell in grünem Gemüse, Hagebutten, Äpfeln, Johannisbeeren, Sanddorn, Sauerkirschen, Erdbeeren, Limetten und natürlich Zitrusfrüchten* zu finden ist. Es bindet Eisen, sorgt für meine gute Ausscheidung, schützt vor Feuchtigkeitsverlust und hält mir freie Radikale vom Leib.

**Eisen** durchblutet mich so gut wie **Folsäure** und **Biotin**, ist wichtig für die Zellreifung und Zellteilung in meinem Untergrund. Es schützt mich vor androgenetischem Haarausfall und sorgt auch noch für den Eiweißaufbau im Haar. **Folsäure** hält übrigens auch **Kalzium** arbeitsfähig und das wird dringend benötigt, damit die Haare nicht in einen desolaten Abbruchzustand verfallen. Ist *in allem grünem Blattgemüse, was dicht am Boden wächst, Spinat,*

*Gurken, Spargel Fenchel, Broccoli, Rote Bete, Pflanzenkeimen, Kalbsleber.* Wenn nicht ausreichend **B 12** vorhanden ist, verhält sich auch der Folsäurehaushalt gestört, ich brauche dann dringend **Vitamin C**, um genügend Folsäure zu speichern.

Auch die **Gamma-Linolensäure**, landläufig bekannt als **Omega-6-Fettsäure**, dient meiner Feuchtigkeitsregulierung und ist *in Nachtkerzenöl und Borretschöl* gespeichert.

**Eisen** *ist eingebaut in Pistazien, Soja, Hefe, Spinat, Hülsenfrüchten, Fleisch, Leber und Herz.*

**Magnesium** steigert ebenso wie **Eisen** die Durchblutung der Haarwurzel und natürlich zu sich genommen, bieten sich *Naturreis, Vollkornbrot, Getreide, Blattspinat, grüne Bohnen, Hülsenfrüchte, Nüsse, aber auch Fisch und Edamer Käse* an.

**Eisen** bekommt Mobilität durch das Spurenelement **Kupfer**, was den Stoffwechselprozess in mir reguliert. Meine Haare sind gestärkt und Haarausfall ist entgegengewirkt. Kupfer wird von vielen Enzymen als Teampartner benötigt. Die Pigmentierung der Haut fällt zudem in den Aufgabenbereich des Kupfers. *Meeresfrüchte, Huhn, Gans, Lamm, Fleisch, Nüsse und Hülsenfrüchte* sind hier die Lieferanten.

**Vitamin D**, das Sonnenlicht, darf nicht fehlen; ohne die Unterstützung von Vitamin D, was als Verbindungsschräubchen zu werten ist, würde selbst ein gut gebautes Phosphor-Kalzium-Gerüst zusammenstürzen. Die Folge: Poren und Blutgefäße würden an Verstopfung leiden. Vitamin D ist die nötige Bindung und absoluter Knochenverstärker in der Zusammenarbeit mit **Vitamin K**. Ein Fehlen wird in meinem Wirbelbereich sichtbar. Vitamin K ist im Aufsichtsrat der Blutgerinnung, wird im Darm gebildet und steckt in: *Lebertran, Sauerkraut, Brunnenkresse, Sonnenblumenöl und Hühnerleber.*

**Eiweiß,** mein Baustoff überhaupt, ist *in Fisch, Ei, Fleisch, Pilzen, Soja, aber auch in Kartoffeln und Getreide.* Für meinen Haaraufbau ist das Eiweiß der *Lupine* besonders wertvoll.

Kleine Besonderheiten will ich dann doch mal extra hervorheben:

Der **Pilz, der Polyporus,** ist zum Beispiel ein Kraftwerk. Er ist reich an Inhaltsstoffen, so speichert er viele Mineralstoffe und Spurenelemente, wie zum Beispiel Eisen, Kalium, Kalzium, Mangan und Kupfer. Genialerweise verfügt er auch über die wichtigsten B-Vitamine, mit denen mein Haar und ich gerne betankt werden: Folsäure, Biotin, Niacin und die guten Aminosäuren-Baustoffe. Alles in einem Pilz, dem Polyporus.

Unentbehrliche Inhaltsstoffe, die ich im Falle von Haarausfall benötige, stecken im **Alfaalfa** der **Luzernenblätter.** Ihre reichhaltigen Aminosäuren-Komponenten schmecken meinen Haarwurzeln ganz besonders.

Auch die schwefel- und siliziumhaltige **Gurke** schätze ich; genauso wie **Möhren** stärken sie den Haarwuchs. Der **Kopfsalat,** mit seinem hohen Anteil an Silizium, Schwefel und Phosphor, und auch die **grüne Paprika** bereichern mein Salatbuffet. Abgerundet mit einem Schuss Arganöl ist die Mahlzeit perfekt. Diese Inhaltsstoffe versorgen Haarwurzeln und Nerven und sind im Übrigen auch für die natürliche Farbgebung zuständig, regen also Pigmentenbildung an.

Gurke und Kopfsalat liebe ich deshalb so sehr, weil sie meinen Feuchtigkeitshaushalt regulieren und somit meine Haarfollikel gut versorgen und beleben. Gutes Kauen ist hier sehr wichtig, da das Beste in der Faser steckt. Verarbeitet zu Saft ist es so qualitativ besonders hochwertig. Das bisschen, was ich esse, kann ich auch trinken. Sowieso!

Sie sehen also, auf meinem Speiseplan stehen nicht unbedingt besondere Leckerchen, für die diverse Delikatessgeschäfte durchforstet werden müssen. Bloß keinen Stress, sonst gehen schon allein davon die Haare aus.

Einfacher und schneller, ohne lange denken zu müssen, wäre ein Bioaktivgrundstoff der besonderen Art das Begehr. Presssäfte, die **nicht** auch nur ein Sekündchen hocherhitzt wurden und in denen all das Gute von Mutter Natur steckt. Abgestimmt auf den täglichen Bedarf eines jeden Menschen. Das auch noch in flüssiger Form, was dem Körper sofort zur Verfügung steht und nicht noch großer Bearbeitung bedarf.

Diese einzigartigen Saft-Konzentrate und Extrakte muss ich zum Glück nicht neu erfinden, die gibt es schon über Jahrzehnte, aus dem Hause **Berner: Cellagon.** Meine Wahl steht fest.

Und sämtliche Organe gaben mir schon positive Rückmeldungen. Keiner verhungert mehr.

Guten Appetit oder auch Prost: Auf die Gesundheit! **Cellagon macht das schon!**

oder

Die Zwirbelbärtchen-Odyssee

Verschlackungshaarausfall, ich habe Verschlackungshaarausfall, schlaflos drehe ich mich im Kopfkissen ein, denn morgen früh habe ich den Termin mit dem Haarspezialisten. Nach dessen Aussage ist das der Haarausfall, der am meisten vorkommt. 80 % Trefferquote und trotzdem wird er oft nicht richtig erkannt.

Übermüdet und etwas unmotiviert stehe ich vor dem Fachmann in Sachen Haarproblembekämpfung. Er ist voller Elan, seine funkelnden Augen lächeln verschmitzt. Mit den Worten „Na? Schon gefrühstückt?" begrüßt er mich und freut sich diebisch, dass ich es verneine. „Na, das trifft sich gut, dann gibt's jetzt erst mal 1 Teelöffelchen Wermuth-Tee, den ich eben erst aus der Apotheke geholt habe. Dann bekommen Sie ein Scheibchen Vollkornbrot mit 'nem bisschen Marmelädchen und zum Finale folgt das 2. Löffelchen. Nach dem Frühstück gibt es nämlich lecker Lebertran." Im Weggehen fachsimpelt er weiter, dass die Bitterstoffe die Leber öffnen und sie wach wird, was sich in 1. Linie auf den Wermuth-Tee bezieht.

„Oh, Lebertran", sage ich und dass ich es ja versuchen könne und schon trifft mich ein durchdringender Blick. „Versuchen? Was ist los? Versuche dulde ich nicht!" Na lecker. Der Wermuth-Tee war noch erträglich, das Erdbeerbrot war gut und ich hoffte, dass der Lebertran nur ein „Oneway-Ticket" gelöst hatte. Ich wollte mir das nicht noch einmal durch den Kopf gehen lassen. Tapfer schluckte ich, ich hatte ja eingewilligt, diesen Weg zu gehen.

Zu Beginn der Behandlung wurde eine Osmose gemacht, die mit meiner Reinigung begann. Mit Hingabe wurde ich massiert, es wurde schön zu den Lymphen hingearbeitet. Ich genoss und merkte, dass die Reinigung sehr ernst genommen wurde. Nach den Spülgängen bekam ich eine Paste aufgetragen, das geschah Flächen deckend und äußerst sorgfältig. „Diese Osmose kommt aus dem Hause Capelli Systems. Günstig ist es, wenn sie am Vormittag gemacht wird", so erzählte mein zwirbelbärtiger Experte weiter. „In der Zeit von 6.00 bis 12.00 Uhr ist die Kopfhaut am ausscheidungsfreudigsten." Meine Füße bekamen einen warmen Fußsack, denn während der Dauer der Behandlung musste ich warm eingepackt sein. „Der Kopf ist physikalisch gesehen der höchste Punkt am Körper. Ich vergleiche das immer gerne mit einem Kamin und dem Schornstein. Habe ich Feuer im Kamin, raucht auch mein Schornstein. Die Füße müssen warm verpackt sein und die Kopfhaut gibt dann alle Stoffe frei, die sie loswerden möchte." Schließlich wird mir noch eine feucht-warme „Kopfsauna" übergestülpt. 20 Minuten wirkt alles ein und ich bekomme jede Menge Getränke gereicht. 2 Stückchen Bitterschokolade sind mir noch zu den gesunden Warmgetränken gegönnt worden, einfach weil die Schoki hier auch Leber aktivierend wirkt. Tee, puuh, mir wird ganz schön warm. Nach der Einwirkzeit wird wieder gewaschen, ebenfalls so intensiv wie vorher. Gleich habe ich schon mal meinen Säureschutzmantel wieder, denn nach der Haarwäsche wird noch Adstringenz aufgetragen und gut ausgespült.

Im Abstand von 2 Wochen wird diese Prozedur wiederholt, das ganze 6 Mal. Möglichst immer 1 Woche bevor ich meine Periode bekomme. Dann bin ich bereiter, eine Menge loszuwerden.

Selbstverständlich sorge ich auch in der Zwischenzeit für meine Pflege. Meine Freundin, die Wildschweinborstenbürste, rückt mir täglich zu Leibe. Auch das Waschprogramm kann ich eigenständig durchführen.

Nach 12 Wochen beguckt mich der Experte noch einmal genau und ist mit dem Fortschritt ganz zufrieden. Ein paar Tage später sehe ich, dass der Haarverlust wieder vermehrt auftritt. Ängstlich rufe ich den allwissenden Fachmann an, der mich aber beruhigen kann. Es stimmte, er hatte mir im Anfangsgespräch ja erzählt, dass es zu Schwankungen kommen kann. Schließlich hätte ich ja wenigstens 10 Monate durchzuhalten. Stimmt, er hatte erklärt, dass man alles, was mit Haarausfall zu tun hat, mindestens 10 Monate durchhalten musste, um Erfolg zu haben.

Die Zeit zwischen den weiteren Behandlungen wurde von 2 auf 4 Wochen erhöht und der Termin immer auf 1 Woche vor der Periode festgesetzt.

Nach 6 Monaten sah ich ziemlich komisch aus. 1 cm lange Haare sprießen aus mir heraus. Wie kleine Stachel standen sie aus meinem übrigen Haar heraus. Das silberne Zwirbelbärtchen, also mein Spezialist, schmunzelte und freute sich, mir erklären zu können, dass die Härchen sich schon anpassen würden, wenn sie weiterwachsen.

Stolz war ich auf meine Antennen, denn ich hatte eine Menge dafür getan. Von außen und von innen hatte ich an mir gearbeitet. Ich hatte entsäuert und mich mit gesunden Nährstoffen versorgt. Alles, was ich mir so zugefügt habe, wurde ordentlich verarbeitet und wieder abgegeben.

Auch Zwirbelbärtchen, den ich nach der langen Zeit unserer Zusammenarbeit heimlich so getauft hatte, war überaus zufrieden und froh, dass ich Durchhaltevermögen gezeigt hatte.

Ich hatte ihn lieb gewonnen und ich war froh, dass er mich fest geführt hatte. Sein Wissen beeindruckte mich nachhaltig.

Bis zum Ende des Jahres durfte ich nach Anleitung alleine werkeln, ich wusste ja jetzt, was ich zu tun hatte. Zu regelmäßigen Kontrollterminen verabredeten wir uns aber schon noch und ich entschied für mich, dass ich die „Osmose" beibehalten wollte.

Ich glückliche und gesunde Kopfhaut produziere schöne und anschmiegsame Hornfäden. Mein Kopfschmuck stärkt mein Selbstbewusstsein enorm. Silberbärtchen war mit seiner Arbeit auch sehr zufrieden und freute sich mit mir; wir feierten den Erfolg bei einer Tasse Tee.

Zeichnungen des Zerfalls: 1 noch gesunder Follikel, bei 2 schon beginnend und in 3 total zerstört

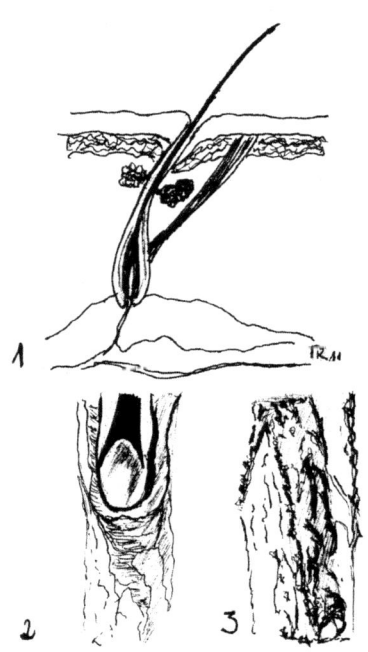

# Der diffuse Haarausfall

Und weiter geht's mit dem Haarelassen. Sie verlassen diesen Themenbereich noch nicht so schnell. Meine Freundinnen erleben ja ständig neue Facetten, wir treffen uns öfter und tauschen uns dann natürlich auch aus, dieser hier, ist

### auch konfus machend: der **diffuse Haarausfall**

Ich stecke gerade in so einer Art „Ausfall-Trauma", sodass ich wirklich aufpassen muss, nicht „ausfallend" zu werden, um nicht alle Verantwortlichen an den Pranger zu stellen. Blöderweise komme ich an die, die ich für schuldig halte, gar nicht heran. Das ginge nur mit lang anhaltendem Boykott. Erste Schutzmaßnahmen wären doch, so einiges weder zu kaufen, zu essen oder sich gar in die Haare zu schmieren.

Leidtragende bin erst einmal ich, aber es wird unverzüglich von mir weitergegeben an alle Organe. Eine „Leidumverteilung", denn warum sollen nicht auch andere mit mir leiden. Niederträchtig bin ich nicht, ich möchte Ihnen nur aufzeigen, was so auf mir, über mir, unter mir und vor allem in mir passiert. Sie sollen doch auch von meinen Erfahrungen profitieren. Vermutlich machen Sie so einiges Haarsträubendes gerade selbst durch und gucken hier mal, wie ich das gelöst habe oder eine meiner geschwätzigen Kopfhaut-Schwestern.

Verantwortlich bin ich aber immer selbst, schließlich bin ich die Herrin meiner Sinne und muss eben mein Frühwarnsystem etwas mehr auf Zack bringen. Der absolute Kracher wäre ja, wenn ich beim Einkaufen hier und da leichte Stromschläge absenden könnte. Die Wirkung wäre klar, dass das, was da gerade in der

Hand war, schwungvoll wieder ins Regal geschmissen wird. Geniales Kopfkino: Stellen Sie sich das mal vor, da sind doch viele Kopfhäute gleichzeitig auf Shoppingtour und „paff", fliegt immer irgendwelcher Müll wieder zurück in die Auslagen. Das ginge dann so lange, dass das, was da fürchterlich unordentlich rumläge, gar nicht mehr gekauft würde. Die Händler müssten reagieren und …

Aber zurück zur Realität und zum Thema!

Eine Art des Haarausfalls, über die ich unbedingt berichten muss, weil sie so häufig auftritt, ist der diffuse Haarausfall: Die Betroffenen sind in der Regel Frauen, aber auch Männer. Im Übrigen kann es jede Altersgruppe treffen, ein „Generationen-Ding".

Der Ausfall betrifft allerdings nicht nur einzelne Regionen, sondern verbreitet sich über den gesamten Kopf. Die Haare werden überall dünner, sie verkümmern regelrecht, weil sie total unterversorgt sind. Das ist mit einer Nulldiät vergleichbar, der Nährstoffbedarf ist gar nicht mehr gegeben. Der eigentlich normale Transport zu den Haarwurzeln, der über winzige Blutgefäße (die Kapillare) läuft, ist total verstopft (Stau durch Verkalkung).

Haare können so gar nicht mehr nachproduziert werden. Von nichts kommt eben nichts. Das, was da noch in Produktion gegangen ist, bietet einen kümmerlichen Anblick von zusammengekrümmten Hornfädenhaufen. Es hat so ein bisschen Flaum-Charakter. Die Haare brechen frühzeitig ab. Beim Lesen dieser Zeilen müsste der Haaraufrichtemuskel Ihnen Gänsehaut verpassen (brrr), so unschön ist diese Momentaufnahme.

Lymphe fließt auch nicht mehr, verzieht sich ins Gewebe und verklebt da sämtliche Poren. Die unzureichende Ernährung ist nur noch durch Gewebeflüssigkeit gegeben.

Das Ganze hat einen äußerst negativen Einfluss auf die Wachstumsphase, sie ist verkürzt und das Haar fällt viel früher aus.

**Kurzarbeit, Arbeitsverweigerung, Rauswurf! So ist das diffuse Leben!** Gut, ich bin nicht der Arbeitgeber, aber Geschäftsführerin bin ich schon, ich sitze hier oben und höre mir das Gestöhne von Darm und Leber an. Mit Recht sind die sauer, übersauer sogar, wie soll denn da auch nur ein Mineralstoff in die Blutbahnen gelangen, die die Organe speisen. Ganz zu schweigen von lebenswichtigen Spurenelementen und Vitaminen, die einfach fehlen.

Tanken Sie mal Diesel, wenn Ihr Auto eigentlich Super braucht! Der Motor bekommt aber nicht erst Fieber, der ist gleich platt. Bei mir, im Organismus Mensch, geht das ganz schleichend und unmerklich los, krabbelt langsam hoch zu mir, die Haarwurzel bekommt ihr Futter nicht und erst nach dem Verfall wacht der Mensch auf und erkennt, dass was getan werden muss. Schon komisch, dass da so lange auf der Leitung gestanden wird. Von Warteschleife zu Warteschleife, immer mal eine andere Musik.

Gut, gegen lästige und ungewohnte Umstellungen gäbe es ja noch Fiffies (flotte Haarteile!). Aber will man das?? Nein !!!!! Also ich nicht!

Dann geht es los:

Stress gegen mehr Ruhe tauschen, den Burger und die Pommes Frites gegen Obst und Gemüse, überflüssige und einseitige Diäten einstellen, mal genau die Pillen und Pülverchen unter die Lupe nehmen und sich, aber auch den behandelnden Arzt fragen, ob die nötig sind. Die Liste wird länger.

Es gibt natürlich auch Geschichten, wo dieser Haarausfall eine logische Konsequenz ist: eben nach Operationen mit Vollnarkose, Hormonumstellungen, Schwangerschaften, Klimakterium, hochdosierten Medikamenten oder Chemotherapien. Hier weist ein Arzt oder Heilpraktiker schon auf diese Eventualitäten hin und es kann schon frühzeitig gegengesteuert werden.

In meinem Fall habe ich derweil erst mal so ein bisschen Schuppenflechte und kann nicht wirklich verstehen, dass es tatsächlich immer mehr Kinder und Jugendliche trifft, die sich im konfusen diffusen Haarausfall-Zirkus tummeln.

Wenn man mir den Ton anstellen würde, schreien tät ich, wenn ich schon sehe, was da so in jungen Familien gegessen wird. Die Schulbrote scheinen uncool zu sein, da verschwinden ein Stück TK-Pizza vom Vortag im Schulrucksack und noch dazu süße Klebedinger in bunten Bechern. Das Mitdenken wird schon in den Kinderschuhen gestoppt. Aber bekommen die lieben Kleinen Haarausfall, dann ist Deutschland (vornehmlich Europa und USA) in Not. Oh Hilfe.

Da ist ein Sprachengewimmel um mich rum, der helle Wahnsinn, dabei liebe ich es multikulti, das Thema war ja nicht schwer herauszuhören: Gebt uns eine Ernährung, die uns rettet und gesund macht, am besten … (das steht alles im Kapitel „Ernährung").

Ach, es gibt auch noch andere Themen, ein bisschen Abwechslung entspannt …

### Die Haarspalterei hat ein Ende – die Splissfreizeit ist eingereicht

Eine meiner Freundinnen erzählte von einer Aufspaltung ihrer Haare, von der Spitze bis hoch zur Haarwurzel. Hatte sie da nicht etwas übertrieben? Vor meinem geistigen Auge war ein Bild, das mich ein bisschen schmunzeln ließ: Haarverdopplung – „two in one".

Glanzlose, strohige Haare mit zerfaserten Haarspitzen entstehen oft unter Einwirkung von Sonne und Wind. Stresssituationen sind so im Sommer, am Strand vorprogrammiert. Die Haut bekommt den benötigten Brandschutz, mit Faktoren der Extraklasse, das Haar wird jedoch meist vernachlässigt. Die Hauptsache ist: Es sieht oberflächlich schön aus! Der „Hingucker" wird gewaschen, gefönt und auch noch gedehnt. Die Ozonwerte, die warnend im Radio durchgegeben werden, sind für das Haar bestimmt. Wussten Sie das noch nicht? Die erhöhte Splissgefahr bedenkt keiner, ganz im Gegenteil: Es wird auch noch schön mit Salzwasser gespült. Die gute alte Badekappe zerstört ja die Frisur, wobei das „Kultteil mit Gummiblümchen" vermutlich genau das Gegenteil bewirkt hätte.

Ein Horrorhaarszenario beginnt:

Spliss, somit die Haarspalterei, entsteht bei längeren Haaren. Sie werden grundlos unzählig oft gewaschen. Bei jeder Haarwäsche geht Substanz verloren. Benutzt wird vermutlich auch noch ein falsches, auslaugendes Shampoo mit viel zu hohem pH-Wert.

Zum Schluss der Waschzeremonie wird gebürstet, was das Zeug hält. Ohne Gefühl und rücksichtslos bis in die letzte Faser. Ich, als Kopfhaut, bin schmerzerprobt, aber das Bürsten von nassem oder feuchtem Haar ist ein glattes Tötungsdelikt.

Haben die Haare eine Länge erreicht, sodass sie auf den Schultern aufstoßen können, ist durch die dauernde Reibung mit der Kleidung eine Aufspaltung der Haarspitzen sehr wahrscheinlich. Furchterregend empfinde ich auch Haargummis, Bänder und Schmuckklammern. Der heiße Fön ist genauso stressig wie zu heißes Waschen. Häufige Dauerwellen, Färben, Strähnen, Umwelteinflüsse und falsche Ernährung tun ihr Übriges. Da ist Frau ganz schön „sauer".

Die Oberfläche des gemeinen Haares sieht in mikroskopischer Vergrößerung wie ein Tannenzapfen aus – schuppige Plättchen, die sich übereinanderschieben. Diese brechen im akuten Splissbefall auseinander und reißen ein. Der Haarkern ist schutzlos und das Sommerspezial nimmt seinen Lauf: Das Haarinnere trocknet aus und aus den aufgebrochenen Fasern fallen sogar die Pigmente heraus. Das Ausbleichen der Haarspitzen ist die Folge und Spliss entsteht. Die Haare wirken zusätzlich struppig, weil sich die zerfaserten Hornstränge ineinander verkeilt haben. Kämmbarkeit ausgeschlossen und die Bürste rückt zum Nahkampf an. Ohne Glanz und erschöpft gibt sich das Haar geschlagen.

Ende des Haarkampfes ganz ohne Kampf: schöne, splissfreie Haare.

Vorsicht ist geboten, besondere Vorsicht! Die Haare sind empfindlich, spröde und porös; in Vergrößerung betrachtet sieht es aus wie bei „The Day After": Risse und Löcher in der Schuppenschicht, freiliegende Haarkerne, schutzlos der Umwelt ausgeliefert. Das schreit nach Hilfe. Wie das?

Das Einfachste zuerst: **viel trinken**, Wasser ohne Kohlensäure, nicht nur beim Friseurbesuch, sondern täglich 1 bis 1,5 Liter, verteilt über den ganzen Tag. Wasser ist da das angesagte Getränk überhaupt. Die Kohlensäure macht sauer und wer will das schon. Schlechte Laune inklusive? Stilles Wasser fördert mein natürliches Ausscheiden von Schadstoffen und setzt den Entschlackungsprozess in Gang. Eine gute Ernährung ist auch auf dem Aktionsplan der Splissberatung.

**Kuren**, ja, das auch! Glücklicherweise ohne Anträge bei der Krankenkasse. Zweimal monatlich würden sowieso nicht übernommen werden. Die Haarkur ist wichtig für die Feuchtigkeit von außen, um die Brüchigkeit einzudämmen. Zwirbelbärtchen rät hier: Jede Woche einmal eine Feuchtigkeitskur und nach 4 Wochen eine Proteinkur, um die Feuchtigkeit zu binden.

Und ein **regelmäßiger Haarschnitt** sollte alle 4 bis 6 Wochen einmal gemacht werden. Nach Möglichkeit ein trockener Splissschnitt; der Friseur ihres Vertrauens kennt sich aus. Manche haben sogar die „heiße Schere" mit im Antispliss-Programm: Die Schnittfläche der so gekürzten Haare ist besonders glatt. Von zerklüfteten Schnittkanten ist keine Spur, die bei einem herkömmlichen Schnitt gegeben sind. Überhaupt ist die Schere das einzige Rettungsmittel bei Spliss, es kommt allerdings auf die Qualität der Scheren an. Wenn die Schnittfläche nicht in Ordnung ist, wird das Haar gequetscht und von einem Schnitt kann nicht mehr gesprochen werden. Werkzeugmissbrauch ist strafbar und der öffentliche Pranger sind verschnittene Haare.

Zeichnung vom Aufbau des gesunden Haares: Im Splissfall reißen die Fasern auf, zu sehen

auf der Buchrückseite.

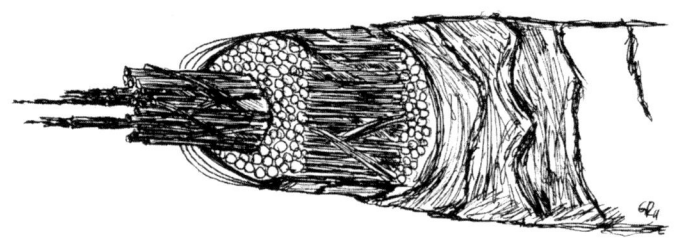

## Die Zell-Matrix in
## Das Haarwachstum

Jetzt haben Sie so viel über mögliche traurige Abschiede von Hornfäden gelesen, da wechsele ich doch mal galant das Terrain. Positiv gestimmt berichte ich hier mit „Happy End" über eine intakte Haarwurzel. Sie ist für den Haarwuchs verantwortlich und ist fähig, bis zu 16-mal ein neues Haar zu produzieren.

Am unteren Ende ist die Gute verdickt. Dieser Teil heißt Haarzwiebel. Sie sieht der Zwiebel ähnlich, darum heißt sie so. Die Haarpapille befindet sich ein Stück in der Wurzel und ist durchzogen von ganz vielen Blutgefäßen und Nerven. Die Zell-Matrix umgibt die Papille, hier werden durch Zellteilung neue Haare produziert.

Dieser Haarwachstumsapparat, genannt Haarfollikel, steckt in mir. Das ist etwas Tolles und anschauenswert ist dieses Wunder in mir auch. Die Hauptdarsteller des Films agieren, quasi „undercover", im unsichtbaren Bereich. Diese neu gebildeten Zellen schieben sich nach oben, verhornen sich aber erst kurz bevor sie sich durch mich durchzwängen und ich sorge für den perfekten Auftritt und werde so zur Bühne.

**Bevor** sie mich durchschreiten, sind die Haare noch ganz weich, das härter machende Keratin bildet sich zunächst im oberen Drittel. Keratin ist ein Eiweiß-Baustoff aus Aminosäuren, die sich aus Kohlenstoff, Wasserstoff, Stickstoff, Sauerstoff und Schwefel zusammensetzen. Schon der helle Wahnsinn, was so alles in einem dünnen Haar steckt und noch nicht mal gesehen wird, diese „Peptitspirale". Wollen Sie aber wohl auch nicht, das Keratin ist nämlich weiß. Diese Art der Färbung im Haar ist wohl kaum wünschenswert.

Ich drösele das mal genau und verständlich auf, heute ist Kinotag:

Im Vorspann läuft also die 1. Wachstumsphase, die Anagenphase genannt wird; sie dauert 3 bis 7 Jahre und kann sich bei guter Ernährung (möglichst keine kinotypische Nahrung) verlängern. 85 bis 90 % der Haare befinden sich in dieser Phase.

Der Film geht jetzt in der Übergangsphase in Zeitlupe weiter. Diese Phase heißt Katagenphase und dauert ca. 2 bis 5 Wochen. Sie ist trotzdem nicht langweilig, hier wird ein Stopp der Zellteilung in der Haarzwiebel eingeleitet. Der Follikel schrumpft erheblich und der Haarschaft wächst nicht mehr, da keine Zellteilung stattfindet, die das Haar anschiebt. Die Haarwurzel setzt das Haar einfach auf Nulldiät, die Nährstoffversorgung ist nicht mehr gegeben mit der Konsequenz, dass sich das Haar in der Papille löst und im Follikel nach oben wandert.

Der Film gibt schließlich auch Einblicke in die 3- bis 5-monatige Ruhephase, die Telogenphase. Ruhephase heißt nicht, dass hier etwas schlummert, nur das Haar ist nicht mehr aktiv. Ansonsten ist schon eine gravierende Aktion in Gang: Der geschrumpfte Haarfollikel erwacht und die Zellteilung nimmt wieder Arbeit auf und geht wieder in die Wachstumsphase über. Dadurch wird das alte Haar herausgestoßen und macht den Weg frei für den neuen Hornfaden.

Bei diesem Wachstumszyklus, der Rundumerneuerung, ist es völlig normal, täglich bis zu 100 Haare zu verlieren. Mein

Haar **ist immer** in unterschiedlichen Lebensphasen. Da so viele Haare auf mir wachsen, ist das zum Glück kaum wahrnehmbar. Auffallend ist es oft erst, wenn die magische Zahl überschritten wird.

Zu festgelegten Zeiten erlebe ich einen Haarwurzelwechsel: Im Alter von 21, im 27. Lebensjahr, mit 36 und dann wieder im Klimakterium (**jaja, ich bin weiblich, bei männlichen Kopfhäuten läuft ein anderer Film). Im allergünstigsten Fall könnte ich gerne über die Jahre bis zu 12 Haarwurzeln beherbergen (Kost und Logis gegen gute Behandlung!).

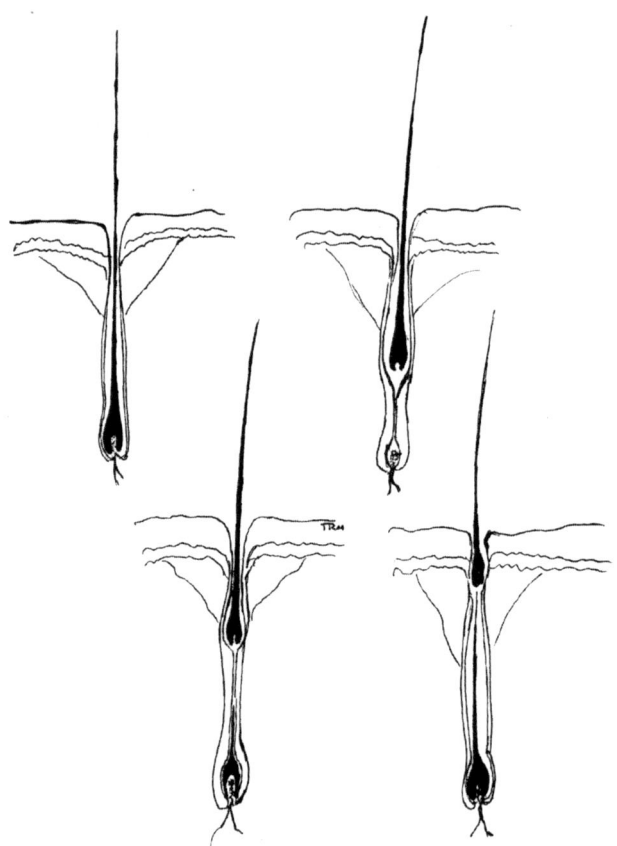

Ein Grund zur Freude – endlich mal ein fachlicher Austausch der speziellen Art:
Gesammeltes Wissen beim

Kopfhaut-Delegierten-Treffen mit
(Farb-)Abordnungen in gesonderten Konferenzräumen

Lockere oder termingebundene Zusammentreffen machen wir öfter mal, meistens in vielen kleinen Läden für Selbsthilfegruppen, die oft schon lustige Namen haben: von „Hairkiller" über „Haarmlos" oder 1000de Salons in Kombi mit weiblichen Vornamen, alles ist möglich. „Kamm in" und oft wird uns dann eine neue Frisur verpasst und wir erfreuen uns bester Laune, da wir mal wieder im Schlaraffenland die extra Wohlfühlbehandlung genießen dürfen. Natürlich wird über alle möglichen Plagen des täglichen Kopfhautlebens gesprochen; manchmal messe ich den Gesprächen schon tiefenpsychologische Hintergründe bei. Das kennen Sie bestimmt auch: Entspannung bei einem Heiß- oder Kaltgetränk mit „hochintelligenten" Zeitschriften mit Wartezimmercharakter. Königin Lisbeth mit cremefarbenem Hut wurde zum Glück nicht so favorisiert und mehr Niveau wurde angestrebt.

Ein Artikel fesselte mich, da stand geschrieben, dass die Haarfarbe sich über die Jahre verändert. Was da allgemein verantwortlich ist, las ich quer, ich berichtete ja schon über Vitamine, Spurenelemente und Mineralien.
Ein wesentlicher Punkt ist die Erbanlage. Das Babyhaar ist (in den meisten Fällen) hell, erst mit 2 Jahren wird das Haar dunkler,

was mit vermehrter Kalziumansammlung für den Knochenbau zu tun hat. Die Ernährung ändert sich auch und ab einem Alter von 6 Jahren kommen auch noch weitere Hormonschübe auf den Plan. Bis ins 10. Lebensjahr verfestigen sich die Hornfäden, danach wird oft erst entschieden, ob sie lockig oder glatt auftreten wollen. Eine vor Kraft strotzende Haarfarbe symbolisiert hier den weiteren Lebensabschnitt. In der Pubertät kommt es zu weiteren Veränderungen im Gesamtsystem Mensch, der mit 21 Jahren ausgewachsen ist. Seine angestammte Farbe ist da in der Blütezeit. Ab dem 26. Lebensjahr beginnt schon die Phase des langsamen Ergrauens.

Das war mir absolut neu und interessiert schaute ich mich um, heute war hier wohl ein Meeting der Blonden. Die Altersstufen konnte ich nicht zu 100 % erkennen, aber unterschiedliche Farbnuancen waren gegeben. Wir Blonden hatten vielfach blaue Augen und liebten mathematisch-naturwissenschaftliche Themenbereiche. Das stand jedenfalls auch in diesem Friseur-Fachblatt „Um Haaresbreite". Weitere Aufklärung fand ich auch: Die Naturrothaarigen outen sich als eigensinnige, unangepasste Plaudertaschen. Schnell aufbrausend, haben sie schrille Ideen und sind immer in Aktion. Die Dunkelhaarigen fehlten nun noch in dieser Farbeinteilung der unterschiedlichen Menschentypen, aber das stand hier nicht mehr, der Leser sollte auch die nächste Ausgabe mit Spannung erwarten.

Ich lauschte weiter den Themen in der Blonden-Konferenz: Es wurden wissenswerte Dinge besprochen, die nicht speziell in ein Farbfach gehörten. Da wusste eine etwas über Nährstoffmangel zu berichten. Was zum Beispiel nach langem Entzug, wie einer schweren Magersucht, als eigene Wärmeschutzmaßnahme vom Körper eingebracht wird. Diese so genannte Lanugobehaarung wächst eigentlich nur bei Embryonen. „Hohe Schule beim Friseur", dachte ich bei mir und schon ging die „Ausbildung" weiter: Dass ihr Haar eine enorme Zugkraft hätte und nicht so schnell reißen würde, hörte ich eine gerade frisch gewaschene Kopfhaut fachsimpeln. Sie wusste auch, dass unser Haar täglich 0,35 mm wächst und wir am Tag mal eben 30 m Haar produzieren, das auch noch bis zu 90 cm lang werden kann, bevor es sich entschließt auszufallen. Die Tatsache, dass der Haarwuchs sich mit zunehmendem Alter verlangsamt, war mir bekannt und ich gab das auch zum Besten.

Meine Besserwisser-Nachbarin prahlte weiter über ihre Haarwurzel, die mit ihrer Größe von 1 Tausendstel immerhin wahre Wunder vollbrachte; so sei sie in der Lage, ein Haar zu produzieren mit einem Durchmesser von 40 Mikrometern; der normale Hornfaden ist 40 bis 60 Mikrometer groß, und ab einem Durchmesser von 60 Mikrometern wird es als dick angesehen. Ich guckte mal genauer rüber und fand dann, dass sie weder fein noch normal war, ihre Haarstatur. Ein plötzliches Verschlucken an einem Kaffeekeks riss mich aus meinen wertenden Gedanken. Jaaaa doch, Entschuldigung, ich hörte weiter zu, es gab bestimmt noch das ein oder andere kurze Kopfhaut-Statement.

Das Gespräch blieb ein wenig auf der „Smalltalk-Schiene" und ging nicht so sehr in die Tiefe, ich beschloss daher, mir ein paar Dinge zu merken und damit lieber mal meinen lieb gewonnenen, „unpigmentierten Zwirbelbart" zu befragen.

Er wusste alles und ich musste mich nicht mit Halbwissen zufriedengeben. Dennoch war diese Stunde alle 6 bis 8 Wochen für mich eine willkommene Abwechslung, die ich nicht missen wollte.

Im Rausgehen fiel mein Blick auf das aktuelle „Um Haaresbreite"-Heft, ich gab ein klares Stopp-Signal und schon saß ich in einem gemütlichen Lounge-Sessel. Prima konnte ich von hier die Straße mit all den vorbeieilenden Kopfhäuten überblicken, dieser Frisurenmix vor dem Fenster war sehenswert. Im Schutz des Magazins begutachtete ich unterschiedliche zu frisierende Herrenköpfe. Ich muss zugeben, es war schon ein kleiner Zeitvertreib; mir wurde aber auch immer so viel mitgeteilt, Langeweile kam nie auf.

In dieser Reizüberflutung gelang es mir dennoch, mich auf das Fachblatt zu konzentrieren. Auf den Seiten über die Haarfarben waren Menschentypen schnell ausgemacht. Blond und rot war schon geklärt und hier kam noch die Brünette dazu. In einer Überleitung wurde erklärt, dass zwischen Haarfarbe und Temperament ein Zusammenhang bestünde. Verschiedene Haarfarben produzieren unterschiedliche Mengen an Hormonen. Das Maß an Serotonin, Melanin und Adrenalin wird also von der Haarfarbe mit bemessen. Interessant: Haarfarbe, Pigmentierung, Stimmung und auch die Nerventätigkeit werden so beeinflusst.

Den Ausführungen des Artikels nach hatten Brünette überdurchschnittliche Karrierechancen. Mit dem Bestreben nach Qualität, Kompetenz und Anerkennung standen sie auf der Erfolgsleiter ganz oben. Den Überblick behaltend, konnten sie ihre brünetten Haare selbstbewusst nach hinten werfen.

Na gut, die Haare auf meiner Kopfhaut waren blond und relativ kurz geschnitten, mit dem Zurückwerfen war das so eine Sache, dennoch lächelten die blauen Augen stark und selbstbewusst unter meinem gerade frisch gestylten Kopfschmuck hervor. Ausnahmen bestätigen eben die Regel.

Peinlich und äußerst unschön. Fast jeder Zweite wedelt mehrmals täglich dieses Schneerieselzeug von den Schultern, sehr gut sichtbar auf dunkler Kleidung. Bei mindestens 5 % der Bevölkerung hält sich dieses Problem ein Leben lang. Auch eine Bekannte ist davon betroffen. Gerade dieser pingeligen, sehr auf ihr Äußeres bedachten Person musste das passieren. Sie klagte mir ihr Leid. Wer da glaubt, dass mangelnde Hygiene und Schuppen zusammenhängen, der irrt gewaltig.

Ich (die Kopfhaut der Bekannten ist gemeint!) kann wirklich richtig sauer werden! Eine enorme Säurebildung in mir ist hier der Übeltäter. Die einschlägig bekannte Bande ist groß. Eine Ernährung mit zu hohem Anteil an Süßigkeiten, Fleisch, Kaffee, Alkohol und sonstigen Leckereien, die fiese Säurebildner sind, haben Schuld an dem Dilemma mit dem Schnee zu jeder Jahreszeit.

Wegen verminderter Ausscheidung lagern sich die Überreste im Gewebe ab. Eine Blockade auf dem Nährstoffweg. Die wichtige Ernährung jeder einzelnen Gewebezelle hat keine Chance mehr anzukommen. Wegen Unterernährung sind sie abgestorben und rieseln nun herunter.

Es können aber auch Allergien, hormonelle Störungen und andere äußere Einflüsse (Stress) die Schuppenentstehung herbeiführen. Wissenschaftler nehmen heute an, dass die Neigung zu Kopfschuppen vererbt werden kann.

Das muss ich mir doch mal genauer begucken:

Alle Zellen meiner gesamten äußeren Hautschicht erneuern sich generell einmal im Monat, alle 28 Tage. Auch meine Zellen kommen in dieser Zeit aus der tieferen Schicht zur Oberfläche gewandert.

Eine sich teilende, rechteckige Basalzelle wird zur Stachelzelle; dadurch wird die Haut mechanisch zusammengehalten. Eine folgende Hornzelle wird ständig abgeflacht.

Im Normalfall treten diese Zellen täglich auf und sind unsichtbar. Hier sorgen gut funktionierende Talgdrüsen mit gesundem Talg für meine Geschmeidigkeit, denn der Säureschutzmantel arbeitet optimal. Bakterien und Pilze können mir gar nichts.

Kritisch wird es erst, wenn ein pH-Ungleichgewicht meinen Säureschutzmantel zerlumpt. Die Schuppen sind von **unterschiedlicher** Größe, was deutlich macht, dass der Hefepilz Malassezia furfur, auch Pityrosporum ovale genannt, hier sein Unwesen treibt. Dieser Siedler findet Unterschlupf auf jeder Kopfhaut, hat sich aber zu benehmen und nicht außer Kontrolle zu geraten. Seine Ernährung ist mein Hauttalg. Die Verdauungsreste sondern sich als Substanzen ab, die mich zur Raserei bringen können, nämlich dann, wenn es in Juckreiz ausartet.

Eine Zellerneuerung wird so angeschoben und dauert nur 7 bis 21 Tage. Was so zu schnellerem Wachstum genötigt wurde, kommt gar nicht erst in die Versuchung, vollständig zu verhornen. Es verklebt und verklumpt sich auf mir zu einer sichtbaren Schuppenablagerung. Wenn mehrere 100(!) Zellen sich da zusammenschließen, sind sie als Schuppen sichtbar.

Mein so geschätzter Experte macht sogar Unterschiede bei Schuppen. Er kennt kleine, mehlige, trockene, die sogar glänzend vom Kopf rieseln. Auch fettige Schuppen hat er im Repertoire, die sind im Allgemeinen größer. Auch machen sie sich durch ihr gelblich schmieriges, einen Fettfilm hinterlassendes Auftreten besonders unbeliebt.

Hier spricht mein liebes Zwirbelbärtchen schon von einer krankhaften Schuppenbildung, denn dieser auf mir liegende Fettfilm läuft in die Poren und greift meine Haarwurzeln an. Das hat Haarausfall zur Folge.

Die Flinte muss nicht gleich ins Korn geschmissen werden. Juckt mir das Fell, noch dazu mit Krustenbildung und Entzündungen, sollte das unbedingt von einem Hautarzt begutachtet werden. In einigen Fällen sind Schuppen Begleiterscheinungen von Hauterkrankungen wie Neurodermitis oder Schuppenflechte und sind (sowieso) kein rein kosmetisches Problem.

Für mich ist es immer wichtig, **lösungsorientiert** zu denken. Ich kann mich durchaus von den toten Schichten befreien: Der imaginäre Schneepflug ist in diesem Fall meine geliebte Wildschweinborstenbürste, die jeden Morgen ein Date mit mir hat. Auch bestehe ich auf einer regelmäßigen Wäsche mit finalem Absäuern mit Adstringenz (nach Capelli Systems), damit mein pH-Wert wiederhergestellt ist. Die Adstringenz füllt man erbsengroß in eine dazugehörende Applikatorflasche, verdünnt sie mit Wasser und schüttelt sie auf. Das Gemisch wird mir aufgetragen. Eine Einwirkzeit ist nicht nötig. Die anschließende Spülung sollte in einer etwas niedrigeren Wassertemperatur erfolgen. Das hat denselben durchblutenden Effekt wie das Wechselduschen, das Sie bestimmt kennen. Die Poren schließen sich und auch die Haare schließen ihre Oberfläche.

Ich möchte, dass ausreichend getrunken wird, damit ich mich entschlacken kann. Natürlich finde ich basische Kost sehr lecker und daher fordere ich ein Umdenken in der Ernährung. Gegen ein bisschen Fitness habe ich nichts einzuwenden, ich durchblute mein Gewebe schon sehr gern und bleibe so gesund und rosig. Ein kleiner Dominoeffekt ist hier gegeben:

Die Gesichtshaut, eine Etage tiefer, freut sich auch, denn sie ist schön. Faltenfrei und unpickelig, eben schön. Merkformel: rosige Kopfhaut (ah!) = schöne Gesichtshaut (oh!).

Der Silberbärtige rät für schuppenfreie Haare außerdem:
Viel Butter essen und morgens ein Teelöffel Lebertran nach dem Frühstück nicht vergessen. Vitamin D und Zink helfen mir beim Aufbau in jeder Schicht. Ein bis zweimal im Monat eine Osmose gegen Belag mit dem dazugehörigen richtigen Shampoo. Das ist perfekte Wellness für mich. Wenn meine Gesundung vollbracht ist, macht das meine Haarpracht deutlich. Komplimente bleiben da nicht aus.

Schuppenbilder im Überblick:

- Ernährungsfehler und zu wenig Bewegung an der frischen Luft
- Kopfhautreinigung mit falschen Shampoos, die zu stark Fett lösen
- Stress
- Hormonstörung, die mit einer Talgüberproduktion einhergeht
- auch Symptom für eine ernstere Krankheit
- Schuppen im Winter durch warme Heizungsluft und den Wechsel zur kalten Außenluft
- falsches Werkzeug wie Metallkämme und Drahtnagelbürsten (Fakir!)
- Isopropylalkohol in Haarfestigern entfettet zu stark, regt zudem Juckreiz an
  und fördert eine zu frühe Zellerneuerung – der Beginn des Schuppen-Teufelskreises

Doch, doch, sie bekommt ein eigenes Kapitel,

Die vertrackte Geschichte von Übersäuerung
und der Säure-Basen-Balance,

denn sie ist von *über*großer Wichtigkeit. In fast jedem Kapitel wurde dieses Thema schon angesprochen. Immer wieder berichtete ich von gesunder, ungesunder, richtiger und falscher Ernährung. Es muss schon ein ernst zu nehmender Hintergrund gegeben sein.

Die Übersäuerung hat neben der Ernährung noch andere Belastungskomponenten. Folgende Gründe sind ebenfalls möglich:
- geopatogene Belastung durch Currygitter, Wasserader
- Elektrosmog durch Geräte, Stromquellen jeglicher Art, globale Digitalisierung
- Stress durch Wut, Ärger, Magenschmerzen
- Distress, welcher zu Hormonauschüttungen führt
- Schlafmangel
  Bewegungsdefizit
- übertriebener Sport setzt allerdings Milchsäure frei, das Maß der Dinge ist auch hier zu bedenken

**Säurebilder** sind:
Fleisch, Zucker, Backwaren, Milchprodukte, Kaffee, schwarzer Tee, Nikotin, Medikamente, raffinierte Öle und kohlensäurehaltige Getränke. Auch zu nennen sind Obst und Gemüse, welche konserviert und ausgelaugt in der Weißblechdose lagern.

Wenn gehungert wird, was einem Langzeitfasten gleichkommt, werden genauso Säuren freigesetzt. Wenn wir zu viel oder zu hastig essen, kann es zu Gärung im Darm kommen.

Oft wird auch zu wenig getrunken. Stilles Wasser und Kräutertees sind zu bevorzugen. In einem **gesunden Körper** ist eine Menge von **30 ml pro Kilogramm Körpergewicht** anstrebenswert. Alle Organe, besonders Nieren, Herz und die Haut, arbeiten mit diesem Maß an Flüssigkeit äußerst effektiv.

Die Säuren in der Ernährung lasse ich hier mal am körpereigenen Verkehrssystem teilnehmen und beobachte ihr Fahrverhalten, was hier aus der Leitzentrale bestens zu überblicken ist.

Immer ein Thema: das Ein- und Ausparken, noch dazu bei Parkplatznot

Die Säuren und Schlacken, welche die Salze sind, bekommen vorübergehend im Bindegewebe ausgeschilderte Parkplätze zugewiesen. Bindegewebsmoleküle speichern hervorragend Protonen, bis die Ausscheidungsorgane wieder Kapazitäten frei haben. Der meist saure pH-Wert des Morgenurins zeigt das Ausparken der Säuren über die Nieren an. Der gesunde Körpersaft, der Urin, ist morgens sauer, mittags neutral und am Abend basisch. Wenn mehrere Säuren die Bindegewebs-Parkplätze überfüllen und sich nicht wegbewegen, müssen neue Parkzonen gesucht werden. Die nächste Etage im menschlichen Parkhaus sind die Gelenke. In einem anderen dieser Bauwerke heißt diese 2. Parkebene gegebenenfalls Arterien. Wie viele Etagen im Stoffwechselparkhaus belegt werden, entscheidet der Mensch immer selbst. Die Variante des Kurzzeitparkens sollte im Nutzungsplan an 1. Stelle stehen.

Viele Stoffwechselfunktionen können in einem sauren Milieu nicht stattfinden, es kommt zu einem Sauerstoffmangel in jeder

Zelle. Eine Energiegewinnung von ATP, der Zellenergie, über den Glukoseabbau läuft weitestgehend ohne Sauerstoff ab, was total unergiebig ist.

Die in diesem Prozess anfallende Milchsäure belastet den Stoffwechsel aller Organe stark. Wird die Säure nicht komplett ausgeschieden, lagert sie sich in deren Gewebezellen ab. Mögliche Folgen dieser Übersäuerung sind: Müdigkeit und Leistungsabfall, auch die Blutgerinnung reagiert gestört. Das Blut wird dickflüssiger, verstopft die feinen Blutgefäße und belastet den Herz-Kreislauf-Mechanismus.
  Die Schwächung des Immunsystems ist durch so genannte Vitamin- und Mineralstoffräuber gegeben. Entzündungsprozesse im Körper steigen und die Schmerzbereitschaft nimmt ebenfalls zu. Da zu wenig Sauerstoff in die Zellen gelangt, eine Zellgärung den Stoffwechselprozess hemmt, werden sie starr vor Ohnmacht.

Aus den leeren Depots resultieren viele unterschiedliche Krankheitsbilder. Die ersten Anzeichen sind:
  Völlegefühl, Blähungen, Kopfschmerzen, Sodbrennen, Konzentrations- und Schlafstörungen.
  Bei zunehmender Übersäuerung, im Parkhaus mit mehreren Ebenen folgen rheumatische Beschwerden, denn es sondern sich Ablagerungen in der „Gelenketage" ab, auf denen sich Bakterien sehr wohl fühlen.
  Haarausfall, Haut- und Haarpilz, Neurodermitis und Krampfadern haben ihren möglichen Ursprung, der Jahre oder unter Umständen schon Jahrzehnte zurückliegt.
  Dieses Dauerparkdeck ist an einem schlimmen Übersäuerungsmilieu zu erkennen. Es tummeln sich Bakterien und Viren zwischen den Stellplätzen, eine Müllabfuhr passt nicht durch die Ausfahrt, die Abfallbeseitigung ist also Fehlanzeige.

Die Parkhauswache installiert große Warntafeln mit roter Aufschrift: Bluthochdruck, Hörsturz, Herzinfarkt, Arthrose, Osteoporose, Diabetes und Krebs.

Auch ist ein Notausgang für wichtige Organe mit Entgiftungsfunktion ausgewiesen: Nieren, Lunge, Darm, Haut und Leber müssen erst in den Ursachenforschungstrakt des Parkhauses und einen Passierschein erwerben. Die Entsäuerungsebene ist dann noch lange nicht erreicht. Bewusstes Ausparken ist bei Gewohnheits- und Dauerparkern schwer anzutrainieren.

Für die Entsäuerung benötigt der Körper eine ausreichende Menge an Mineralstoffen. Doch Vorsicht ist geboten. Wenn er diese nicht über die Nahrungszufuhr beziehen kann, sucht er nach anderen Lagerplätzen. Gutes Kalzium wird den Knochen entzogen. Weitere Mineralstoffe findet der Körper auch in Knorpeln, Sehnen, Bändern und auch in mir, dem Haarboden. Säuren neutralisieren und es entstehen Salze; diese wiederum können zum Teil ausgeschieden werden, sich aber auch ablagern. Sammelplätze für diese Ablagerung sind unterschiedlich:

- im Bindegewebe geht das mit einer starken Gewichtszunahme einher, denn Säure sowie Kohlenhydrate binden sehr viel Wasser
- in der Unterhaut und zwischen den Organen lagern sie sich als fettsäurenhaltige Fettgewebe ab, verhindern die eigene Durchblutung und auch die der umliegenden Organe
- bei Ablagerung in Gelenken entstehen rheumatische bzw. arthritische Erkrankungen
- eine weitere Variante der Steinbildung in Galle, Nieren und Blase wird durch Ablagerung von Gries hervorgerufen, der sich verfestigt hat.
- Lagern sie an den Wänden von Blutgefäßen, fördert das Arteriosklerose, Bluthochdruck, Herzinfarkt und auch

Schlaganfall. Die Verengung durch die Ablagerungen trägt hier die Verantwortung.

Die tägliche vom Körper geforderte Ernährung sollte 20 % Säure bildend und 80 % Basen bildend ausfallen.

Basen bildend sind: alle Gemüsearten, Salate, Kartoffeln, Pilze, Obst, molkehaltige Eiweiße und natürliche Vollkornprodukte.

Unzureichend ist es allerdings, den Urin neutralisieren zu wollen, was mit einer Alkalisierung durch Bikarbonate durchaus machbar ist. Eine nachhaltige Entsäuerung der Zellen wird dadurch jedoch nicht erreicht.

Dieser Entsäuerungsprozess fordert ein komplettes Umdenken, ein neues Ernährungsbewusstsein muss verinnerlicht werden.

Zusätzliche Entsäuerungsmöglichkeiten sind:
- Bewegung, die Säure kann abgeatmet werden
- Lymphmassagen
- Saunieren
- ausreichender Schlaf
- Stressreduzierung
- ausreichend basisch trinken
- Entsäuerungsbäder, z. B. mit Natron als günstigste Variante
- basische Strümpfe, die Füße steuern die Nieren
- richtiges Atmen

Hat man eine Säuren-Basen-Balance erreicht, fühlt man diese Ausgeglichenheit. Ich hier oben, in der Zentrale, kann auch neu durchstarten und fühle mich dann wie neu geboren. Von allen negativen Prozessen bin ich die erste, die bemerkt, dass da etwas nicht funktioniert. Diese Art der Gesundheitsvorsorge, die man sich nur selbst erschaffen kann, bekommt jeder fast zum Nulltarif.

Eine wahre Freude erhellt mein Gemüt, wenn ich glänzendes, schönes Haar aus mir wachsen sehe. Alles ist gut und ich kann den Tag entspannt genießen.

Möchten Sie sich gerne einen Tag lang basisch ernähren? Dann habe ich hier ein paar Rezepte, die mir eine befreundete Kopfhaut gerne für Sie verraten hat:

**Frühstück:** Warmes Obst

2 bis 3 verschiedene saisonale Obst- oder Beerensorten sowie ein paar Trockenobstfrüchte pro Person:

Klein geschnitten wird das Obst in wenig Wasser gedünstet. Beginnend mit den härteren Sorten wird alles in einem Topf miteinander vermischt. Mit Erdmandelflocken, „angeduftetem" Sesam, Leinsamen oder Weizenkernen bestreut, kann das Obst nach Belieben noch mit Gewürzen wie Zimt, Vanille oder Delifrut (Gewürzmischung) abgerundet werden.

**Mittag:** Rohkost

Sauerkraut-Apfel-Rohkost, Lieblingsessen für den Darm. Zutatenmenge für 4 Personen:

500 g Sauerkraut hacken, 2 große Äpfel reiben und miteinander vermengen; in Schälchen gefüllt kann die Rohkost auch gerne mit ein paar Korinthen als Garnitur serviert werden.

90

**Mittag:** Hauptspeise

Rote-Bete-Carpaccio an Kartoffelpüree im Dialog mit Rosmarinzwiebeln; Zutatenmenge für 2 Personen:

2 mittelgroße Rote Beten schälen (Handschuhe sind ratsam!), fein gehobelte Scheiben in 2 Esslöffel Öl und 1 EL Agavendicksaft zart dünsten, pfeffern und salzen.

6 große Kartoffeln schälen, klein schneiden, in Gemüsebrühe garen, pürieren und mit Kräutersalz abschmecken. Eventuell 1 EL Öl unterziehen.

In der Zwischenzeit werden 3 große Zwiebeln geschält und in Ringe geschnitten; mit 2 EL Öl in der Pfanne goldbraun dünsten und zum Schluss einige Rosmarinblättchen dazugeben.

Den Kartoffelbrei in die Mitte des Tellers geben, Rosmarinzwiebeln darauf setzen, die Rote-Bete-Scheiben im Kreis darum anrichten und mit 4 EL Sesam bestreuen.

**Abend:** Ein Magenstreichler in Form einer Möhrensuppe mit Süßkartoffeln und Mandelblättchen für 2 bis 3 Personen:

4 große Möhren, 4 große Süßkartoffeln (oder andere Kartoffeln mit Agavendicksaft) in Würfel schneiden; 1 Zwiebel in 2 EL Öl andünsten, das restliche Gemüse dazugeben und 5 Minuten dünsten. ½ L Gemüsebrühe langsam dazugießen und alles gar köcheln lassen.
   1 cm Ingwer schälen und fein geschnitten dazugeben. 2 bis 3 EL Mandelblättchen in trockener Pfanne andusten. Gemüse

pürieren, nochmals abschmecken und mit Mandelblättchen bestreut servieren.

Wenn Sie an weiteren basischen Rezepten interessiert sind, bekommen Sie sie unter: www.schicke-ernährung.de

# VITA 3

Die Haare wuchsen weiter und ich erfreute mich an ihrem gesunden Glanz, der immer wieder von meinen Freundinnen bewundert wurde.

Schon ein Jahr später hatte ich plötzlich wieder vermehrt Haarausfall. Diesmal zögerte ich nicht lange, sondern suchte sofort das Gespräch mit meinem Haarexperten, der mir schon einmal geholfen hatte. Es war zwar schon fast 1 Jahr her, aber er erinnerte sich noch gut an mich. Mein liebes Zwirbelbärtchen beruhigte mich jedoch schnell. Ich war im 21. Lebensjahr. Ihm war sofort klar, dass sich in mir ein Wechsel der Haarwurzeln vollzog. In dieser „Wechselzeit" ist ein vermehrter Haarausfall durchaus normal. Die zerfallenden Haarwurzeln werden durch eine neue Wurzel ersetzt. Parallelen zum Zahnwechsel, vom rudimentären zum permanenten Gebiss, sind deutlich gegeben. Der so genannte Milchzahn ist auch ein „Platzhalter"; wenn er ausfällt, ist keine Wurzel mehr zu entdecken.

Meine begründete Angst, auf einen Schlag alle Haare zu verlieren, konnte er mit lautem Lachen verneinen. Dieser Prozess läuft fließend ab und ist folglich absolut kein Grund zur Panik. Dieser Wechsel der Haarwurzeln hat etwas mit der hormonellen Umstellung im Körper zu tun. Den Mut zur Glatze musste ich glücklicherweise nicht aufbringen. Ach, was hatte ich meinen Allwissenden doch lieb.

## Graue Maus in der Falle

Es ist schon zermürbend, wenn einem in relativ jungen Jahren das eigene Spiegelbild eine Vielzahl (vermutlich über 100) von grauen Haaren präsentiert. Ein frühzeitiges Ergrauen ist häufig ein Signal für Übersäuerung. Der **ganze Körper** hat ein Defizit an Mineralstoffen.

Haut und Haar benötigen Licht und Energie für ihre gute und gesunde Entwicklung. Gehen mir und meinem Haar die wichtigen Lebenselixiere aus, vermindern sich die Melanin bildenden Melanozyten in den Haarwurzeln. Pigmentzellen, die für die Farbe von Haut und Haar verantwortlich sind, bilden sich nicht mehr ausreichend. Die Folge ist eine unakzeptable Zahl an weißen, unpigmentierten Haaren, die noch dazu härter und störrischer sind. Dennoch wachsen auch noch „Normalpigmentierte". Erst durch diesen Mix erscheinen die Haare grau.

Der Entzug von Energie setzt eine ganze Kettenbewegung in Gang: Das weniger werdende Melanin beeinflusst nicht nur die Pigmente, sondern hat auch eine chemische Wirkung auf die Aminosäuren. Diese steuern die Mineralstoffzusammensetzung. Im Haar ist ein dramatischer Verlust an Cystein, Magnesium und Kalzium zu vermelden, auch fehlen in der Folge Zink, Mangan und Selen. Ich bekomme Fracksausen, denn mein Haar flattert umher und es bekommt nun auch noch mehr Sauerstoff. Sauerstoffradikale wiederum lassen Wasserstoffperoxyd entstehen. In allen Stoffwechselprozessen wird dieses Bleichmittel produziert. Der ganze Körper fabriziert Kleinstmengen, mit zunehmendem Alter wird der Anteil größer.

Fallen diese störrischen weißen Hornfäden frühzeitig auf, ist das ein alarmierendes Zeichen. Sämtliche Mineralstoffdepots im Gesamtorganismus sind aufgebraucht. Steht die Tankanzeige kurz vor dem Ende der Reserve, bedeutet das auch, dass sich alles verlangsamt und fast stillsteht. Die Drüsen in den Eierstöcken arbeiten nicht mehr richtig und auch Bauchspeichel- und Schilddrüse haben die Tätigkeit vermindert. Weiter geht diese negative Kettenbewegung: Es kommt zu hormonellen Störungen und es tun sich weitere Baustellen auf. Der östrogene Einfluss macht sich bei der Farbgebung bemerkbar. Bleibt, sich zu fragen, ob graue Haare sogar auf Osteoporose hindeuten können?

Richtig sauer geworden, kann es nur noch schlimmer werden, nämlich wenn jetzt ignorant zu einer Tönung oder Farbe gegriffen wird. Die weiße (graue) Warnung bleibt unbeachtet, statt meinen Zellen gutes Futter zu geben. Das hat fatale Folgen.

Das ist doch wohl unnötig, hier also die dringende Forderung: eine Ernährung auf hohem Niveau für den **kompletten Körper** mit allen Spurenelementen, Vitaminen und eben allem, was so dringend benötigt wird. Entsäuern und remineralisieren ist das höchste Gebot. Die Chance, dem Ergrauen noch mal ein Schnippchen zu schlagen, ist also durchaus gegeben.

## Die Haarausfall-Liga hat Generalversammlung

Einmal im Jahr ist großes Mitgliedertreffen der Kopfhäute. Der Vorsitzende, Meister Zwirbelbart, begrüßte die Anwesenden und berichtete sogleich über seine gelungenen Osmose-Siege. Er hatte das Glück, sehr charmante „Diffuse" zu retten. Nachdem er sich noch ein bisschen lobhudeln ließ, gab er das Wort weiter an die Spartenleiter und erwartete ebenfalls hohe Beseitigungsquoten.

Die erste Rednerin berichtete über eine Pilzinfektion an einer Stelle, die mit einem Antipilzmittel behandelt wurde. Eine weitere, etwas Verwirrte, war noch in Behandlung. Sie machte schon leichte Fortschritte, war aber immer noch schwer gestresst und verabschiedete sich zeitig aus dieser Runde. Eine ca. 21-jährige Rednerin hatte ihren Haarausfall mit einem Mittel, das ihre Schilddrüse unterstützte, stoppen können. Da der Haarausfall hormonell bedingt war, konnte ihr gut geholfen werden. Weitere Kopfhäute mit Hormonumstellungen schlossen sich an.

Ähnlich wie im Krankenhaus, wo Schwestern den Patienten den Namen ihrer erkrankten Organe plus der Zimmernummer geben, rede ich hier über: die Geburt, die die Pille Absetzende, die zu stark Regelblutende und die sich im Klimakterium Befindende. Sie berichteten im Team über ihre Erfolge. Für sie war es schon ein guter Schritt zu wissen, warum sie Haare verloren. Im Anschluss bemängelte eine Kopfhaut die Nebenwirkungen in Form von Haarausfall, hervorgerufen durch Medikamente. Eine Vegetarierin fand ihren Proteinmangel nicht so lustig und eine, die gerade eine Diät machte, pflichtete ihr bei. Eine Übersäuerte und eine mit Störungen im Darm-Leber-Trakt fielen ihnen ins Wort, sie sollten sich noch einmal das Protokoll über die

97

gesunde Ernährungsplanung durchlesen. Bevor es zu kleinen Tumulten kam, schloss sich der Bericht der liebreizenden Kassenwartin an, nach einem Schlückchen Wermuth-Tee eröffnete sie ihre Berechnungen.

Hoch erfreut berichtete sie über die große Mannschaft der Verschlackungshaarausfälle, die den Säure-Basen-Haushalt wieder in Ordnung gebracht hatte. Kein Haar war mehr im Minus. Tosender Applaus entbrannte über die positive Bilanz.

Unter dem Punkt „Verschiedenes" merkten die beiden Schriftführerinnen, Annegret Wehr und Gisa Ripke, noch an, dass es zu weiteren Fachbüchern kommen könnte, wenn das gewünscht wird. Dieser Wunsch kann gerne per E-Mail an zwirbelbaertchen@gmx.de geschickt werden. Die möglichen Themen wären: Haarschmerzen, die Kopfhaut bietet viele Möglichkeiten der Diagnose oder dass die Kopfhaut ein zuverlässiger Indikator für Störungen im Stoffwechsel ist.

Da es zu keinen weiteren Wortmeldungen kam, wurde die Mitgliederversammlung mit den Abschiedsworten des 1. Vorsitzenden geschlossen. Abschließend wurde noch der mit der Goldenen Locke preisgekrönte Kurzfilm gezeigt. Der Wachstumszyklus wurde ganz spannend dargeboten.

Heimlich hoffte ich, um eine Vorstellung meiner Person herumzukommen. Diese Rechnung ging nicht auf!

Mein Abitur machte ich noch in meiner Geburtsstadt Köln und da mir mein Durchschnitt das Studium der Zahnmedizin vermasselte, lernte ich erst einmal Zahntechnik. Die Option, meinen Meister zu machen, ließ ich ungenutzt und entschied mich für meine Familie.

Medizinische Zusammenhänge interessierten mich jedoch immer, gerade auf dem Sektor der Homöopathie. Die Art der Gesundung mit Hilfe der Natur war für mich immer von großer Wichtigkeit. Gerade im Bezug auf meine beiden Söhne sah ich die hohe Wertigkeit.

So kam ich in einen wunderbaren Kollegenkreis und lernte Annegret Wehr kennen. Ihre Art, Wissen zu vermitteln, hat mir immer imponiert. Als sie mich fragte, ob ich mir vorstellen könnte, mit ihr ein Fachbuch zu schreiben, war ich zunächst etwas skeptisch. Über Haare wusste ich gerade mal, dass ich welche auf dem Kopf habe und das, was ich aus Präsentationen von Annegret erfahren hatte. Für ein Buch reichte das nicht aus.

Nach der mehrmonatigen Zusammenarbeit kann ich sagen, davon profitiert zu haben. Auf dem Gebiet der Haarerkrankungen und deren Zusammenhänge mit Kopfhaut und Körper habe ich eine Schulung genossen, die mich sehr bereichert hat. Mit Stolz kann ich sagen, dass ich froh bin, diese Herausforderung angenommen zu haben.

Sofern die Leser diesem Buch das Prädikat „lesenswert" geben, wird eine Fortsetzung aufgelegt werden. Die Themenvielfalt hat eine so große Spanne, dass noch genug Material zur Bearbeitung parat steht.

Die Idee, die Kopfhaut erzählen zu lassen, gab mir ein alter, sehr geschätzter Kölner. Heinrich Böll schrieb über das „Schicksal einer henkellosen Tasse". In genialer Manier lässt er die Tasse erzählen. In Erfurcht verneige ich mich vor ihm und bedanke mich dafür, dass er mir den Geistesblitz schickte.